U0233283

扶阳悟中医
缪刺显針经

邓良月
己亥年八月

神针妙手济世人
丹心仁术度众生

世界中医针灸养生大会执行主席 朱正高
己亥年八月

“山西省中医药传统知识保护数据库”项目
“中医名家临证实录”丛书

中医领悟

高允旺老中医行医50年心悟

高允旺 著

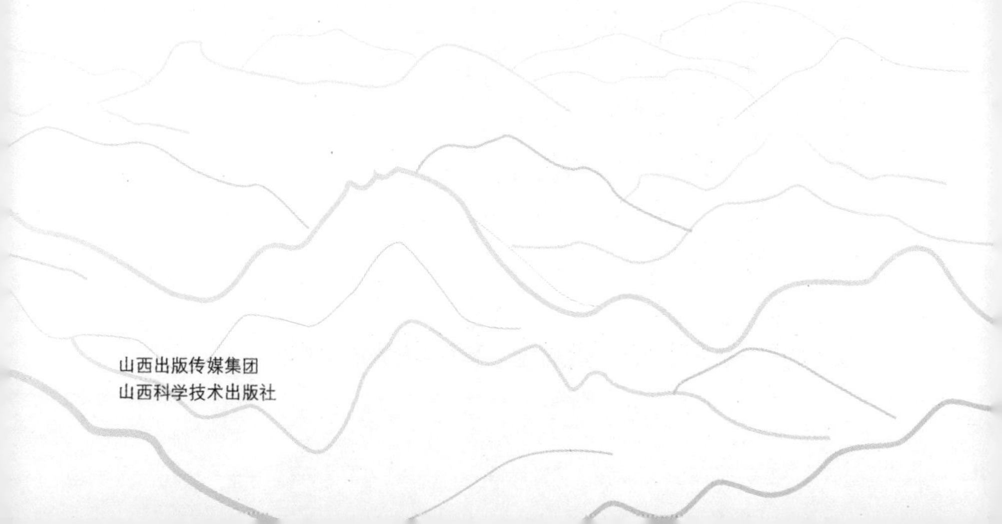

山西出版传媒集团
山西科学技术出版社

图书在版编目（CIP）数据

中医领悟：高允旺老中医行医 50 年心悟 / 高允旺著 . —太原：山西科学技术出版社，2022. 8

ISBN 978 - 7 - 5377 - 6181 - 9

Ⅰ. ①中… Ⅱ. ①高… Ⅲ. ①中医临床—经验—中国—现代 Ⅳ. ①R249. 7

中国版本图书馆 CIP 数据核字（2022）第 49200 号

中医领悟：高允旺老中医行医 50 年心悟

出 版 人	阎文凯
著 者	高允旺
策划编辑	翟 昕
责任编辑	杨兴华
助理编辑	文世虹
封面设计	岳晓甜
出版发行	山西出版传媒集团 · 山西科学技术出版社 地址 太原市建设南路 21 号 邮编 030012
编辑部电话	0351 - 4922078
发行电话	0351 - 4922121
经 销	各地新华书店
印 刷	山西基因包装印刷科技股份有限公司
开 本	890mm × 1240mm 1/32
印 张	8. 5
字 数	206 千字
版 次	2022 年 8 月第 1 版
印 次	2022 年 8 月山西第 1 次印刷
书 号	ISBN 978 - 7 - 5377 - 6181 - 9
定 价	42. 00 元

版权所有 · 侵权必究

如发现印、装质量问题，影响阅读，请与发行部联系调换。

序

高允旺先生是山西省名老中医，也是我国为数不多的古为今用、中西合璧的脑病治疗大师，全国脑病委员会委员，世界卫生组织专家成员，享受国务院特殊津贴的有突出贡献的专家。

高允旺先生曾出版过《偏方治大病》《脑病心悟》等著作，今欣闻先生又一大作——《中医领悟》即将出版。笔者坚信，这将是一本让人远离疾病折磨，重获身心健康的好书。

此书内容全面，科学有序，视角新颖，绿色健康。在书中，我们不仅能看到作者对各种疾病进行的创造性阐述，更能从中获得许多大道至简的方法，是防治各种疑难疾病的不二法门。让无数求医无门、看病无果的人们，从此找到了一条身心自愈的健康之路。

作者用独特的养生视角，指出养生即为养阳，治病就是扶阳。并在书中讲述了疾病和衰老的应对之道，引领人们真正奠定对身体的充分自信，从而在真正意义上“度百岁”而动作不衰，颐养天年，构建奇妙完美的生命世界。

小针灸，大能量，作者从一个卫生局局长，到人民医院院长，又到中医科主任，运用了扶阳学说理念与独特的缪针技法，支撑起了临汾永旺脑病医院。作者虽已八十有余的高龄，但仍然坚持每日坐诊，患者络绎不绝，无愧为“五一劳动奖章”和“全国劳模”称号获得者。

这是一个中医人不断探索的历程，将深奥的中医理论与实践经验相结合，作者将多年来应邀在国内外几十场讲学中的发言稿与数十载的临床案卷汇聚成书。语言深入浅出，很好地诠释了什么是中医、中医为什么能够治病等问题。

掩卷思索，你会发现，只有热爱中医、实践中医，才能真正学好中医。中医是文化，更是科学，让进入中医殿堂的中医学子们为之痴迷，为之奋斗。

手捧着《中医领悟》这部著作，内心深处又再次觉醒。它让我们知道，中国人民的伟大是源于中医的伟大。让我们遵循《黄帝内经》的千古智慧，上医治国，中医治人，下医治病。未雨绸缪，防患于未然。让世界刮起中医风，让世人烙上中国印，针行天下，领悟中医。欣以为序。

中国工程院院士
国医大师 石学敏
2019.8.28

微信扫码
• 有声读物
• 中医理论
• 阅读笔记
• 交流社群

前 言

笔者是西医大学毕业的中医主任医师，曾被国医大师邓铁涛称为“铁杆中医，脑病大师”，真使笔者感慰奇遇。

中医是中国的国粹，是中国的，也是世界的，为世界健康的福祉。笔者应邀在澳大利亚演讲了《中医治脑病三大优势》，并登载于澳大利亚的中医杂志。在美国学术论坛会议，宣读了《中医伟大，伟大中医》的文章，颇受中医界的称赞。一本《黄帝内经》，一根针，赴美讲学出国门，边讲理论边实践，赢得老外赞华人。

先贤名医都把传承作为发皇古义的使命，至今笔者仍完整无缺地保存着恩师岳美中、郑卓人、邓铁涛、朱良春分别予苏加诺、郭沫若、梅兰芳、徐向前、林伯渠等名人治病的医案、医话、处方等，把最珍贵的、人民最需要的，毫不保留地披露于世，打破名师名方不外传的保守主义，打开了领悟中医的一扇门。

近年来，卫健委召开了多次扶阳会议，中华中医药学会副秘书长孙永章发现笔者在中医杂志发表了有关扶阳论治脑病的文章，邀请笔者去讲一讲扶阳学说在脑病中的应用。《扶阳思想在脑病中的应用》《内经思想，脑病探源》《中医奥妙，执简驭繁》这三篇文章，在北京、成都、合肥召开的扶阳国际会议上进行了学术报告，听讲者两千多人，此后常有人来信来访，亦有组团来我院进行参观学习的。特别是邓铁涛国医大师指点题词“脑病探源”，从源头上探索扶阳在脑病治疗中的应用，提出在脑病治疗中遇到的问题，探索出行之有效的对策，用扶阳理论指导治疗脑病的实践，走出一条新路。在周易三百八十四爻中提出扶阳抑阴论，在明朝张景岳的《景岳全书》中指出生命之本，全在阳气。《黄帝内经》提出阴阳者，天地之道也。一阴一阳之谓道，偏阴偏阳之谓疾。阳气者，若天与日，失其所，则折寿而不彰。《伤寒论》中共记载有113方，扶阳药占的比重较大，贯彻于三阴三阳。扶阳者，重阳也，阳主阴从，阳气是维系人体生命之根本。中华医学从理论到临床已形成完整的扶阳体系，通称“岐黄之道”。后来在滋阴派兴盛之际反而阻滞了扶阳学说的发展，导致大家很少用扶阳法去研究，去探讨脑病的治疗。近来扶阳论坛兴起，道法自然，扶阳抑阴之道返璞归真到“内”“易”境界和老子的《道德经》上。笔者在实践中体会到，中医以“道”治病，西医以“术”治病。《黄帝内经》《伤寒论》是中医的灵魂，也是破解世界医学难题的一把钥匙。《伤寒论》桂枝法和四逆法是治疗脑病的方略。在实践中自己体验针感的反应，自己先尝有毒药品的毒性，研究出解毒的办法，做到自强自立的顶层设计。在研究治疗脑病的过程中，附子的用量逐渐加大，探索出附子在用什么剂量时容易出现毒性反应，在反应过程中，加用石膏、白芷、防风可解除附子的毒性。用“温热扶阳法治脑病”走出一条新路。“血无热不行，瘀无热不散，痛无热不消，瘤无热不解”的理论已载入《血管神经病学》教材，对治疗脑病有了突破性进展和有效的对策。在《中国中医药报》上，发表了40余篇文章，推动了扶阳学说在脑病中的应用。

笔者越来越体会到中医经典不能丢，跟师是捷径，领悟是诀窍，疗效是根本。要以“儿女性情，英雄肝胆，神仙手眼，菩萨心肠”为座右铭，同时要“发皇古义，融会新知”。对老祖先留下来的瑰宝，要挖掘，要发展，要像屠呦呦那样去破解世界难题，这就是我们的目标，也是我们的梦。

要像恩师那样，把最珍贵的、人民最需要的东西，毫不保留地贡献于人类，贡献于世界。

笔者在几十年的中医工作中领悟到，脉学是最具有特色的瑰宝之一。张仲景讲到“观其脉证，知犯何逆，随证治之”。脉是通晓治病的起点，也是落脚点，精通脉象，是中医诊病的基本功，掌握脉象的技巧，是脉诊的奥妙所在。西医有 CT、MRI 和化验、“三素”，而中医有四诊八纲。在临床的实践中，笔者通过自己的领悟，体会到用脉象来诊断脑病的宝贵经验。如从沉细微弱脉中发现戴阳证，沉细欲绝中判断闭脱相兼证，浮细而弦可预判脑出血，沉迟而涩、细弦而软之脉均可见于偏瘫麻木之人，细而无力脉弱者可见于痴呆之人。

目前大多数脑病学者都以活血化瘀、软坚散结、清热解毒之法治疗脑瘤。而笔者以《黄帝内经》论述，“积之始生，得寒耐生”，根据脑瘤的病因、病机，是阳不化气、阴盛阳衰、寒血凝滞、瘀血而结，提出脑瘤应以阳化气，温热扶阳，温通血脉，消散肿块，化痰散结“扶阳化积”为大法。以《伤寒论》辛温发汗之法，以附子为君药的麻黄附子细辛汤加味，解开皮腠，通调水道，使尿量增加，脑压下降，瘀血得化，从而起到热能化冰、斩关夺将、破阴回阳、辟秽开络、气血得利、经络通畅之作用，脑瘤顽疾自可消减，以至消失而愈。

缪针疗法来源于《黄帝内经》，左病右治，右病左治，这一理论阐述了中枢系统交叉支配的生理特点，和现在解剖分析下左侧神经支配右侧肢体、右侧神经支配左侧肢体的生理相吻合。这也的确是一个奥妙的发现。目前很少有人应用和研究左病右治、右病左治的缪针疗法，《黄帝内经》提出的方略比较笼统。针在什么穴位，针在什么位置，是针一个穴，还是针一条线，亦或是针一个面都提得比较含糊。这些问题经过笔者研究和探讨发现，患侧的邪气留而不流，健侧气血经气流而不留。形态相类、作用相似的部位交叉针刺有一定的疗效。笔者发现缪针法交叉针刺点、面、穴及相应的形态，对经络不通、气血瘀滞的食管癌表现出来的吞咽困难、食入即吐，脑梗死引起的半身不遂，骨折外伤引起的疼痛，均可以立竿见影地解决。

根据“天人相应”学说及生物信息原理，足部是人体全身生理、病理反映的重要部位。依据“天地感应，经络传导，相互沟通，相对平衡”，利用经络信息传导学来发挥作用，穴位是信息的站，经络是条线，疾病病位是个点，站、线、点的信息保持着持续的畅通，则针感传达病位的信息更强。笔者通过认真学习经典，加之借鉴前人的经验，经过长期的临床实践，在足部发现了与脑部相关的解痉穴、趾抬穴、失音穴、失语穴、抬腿穴、扩络穴、醒脑穴、开窍穴等 60 个新穴位，并将这一研究成果，命名为足针疗法。足针疗法的问世，对脑卒中、偏瘫、失语，均可以起到意想不到的作用。

中医人时时处处都在领悟，心悟、顿悟、感悟，就会梦想成真！但领悟出来的东西不像成熟的科学技术那样严谨，写出的文字难免有瑕疵。本书就是将自己的领悟，粗浅地表达给读者。

作者　高允旺

扫码听音频

目录 Contents

微信扫码
•有声读物
•中医理论
•阅读笔记
•交流社群

第一编 用好中医这把钥匙

就医学而言，不管是中医还是西医，所谓的科学性，应该是一种有疗效、有理论、有规律可循的学科。中医完全符合这一条件，但是多年来，总有一些声音，说中医是伪科学、是骗人的，治病都是靠玄学，这种认识是非常肤浅而片面的。

国家主席习近平曾指出，中医药是中华民族的瑰宝，是打开中华文明宝库的钥匙。

《中华人民共和国中医药法》明确指出，中医药事业是我国医药卫生事业的重要组成部分。国家实行中西医并重的方针，以充分发挥中医药在我国医药卫生事业中的作用。可见国家从法律的层面肯定了中医药的科学性。我国学者屠呦呦因发现青蒿素获得2015年诺贝尔生理学或医学奖，受到了全球的认可，而她的灵感和思路主要源于中医传统古籍——晋代葛洪的《肘后备急方》。

中医药学是中华民族的主流医药学，是当代中国特色医药学的重要组成部分，是中华民族医药学者在认识自然、认识生命、防治疾病与卫生保健活动中应用、传承、发展的医药学体系。中医药学熔铸了中国古代的天文学、地理学、物候学、算学、兵学等，传承至今已逾五千年，独具特色，生生不息，为中华民族的健康和繁衍做出了贡献。所以，习近平总书记说“中医药学是中华民族的瑰宝”。

钥匙是开锁的必备工具，虽然蕴含、体现中华文明特色的瑰宝数不胜数，但能担当“打开中华文明宝库的钥匙”的唯有中医药学。因为只有中医药学全面、系统、完整地保留了中华文明的核心理念；只有中医药学在基本观念、实质内容、思路方法、表述方式等方面，能够全面、系统、完整地保留中华文明的基因；也只有中医药学在凝聚中国古代哲学智慧、健康养生理念、防病治病的理法方药等方面，能够全面、系统、完整地保留中国古代科学的成果。所以，打开中华文明宝库的钥匙就是中医药学。换言之，中医药学是中华文明复兴的开路先锋。所以，习近平总书记说，中医药是打开中华文明宝库的钥匙。这是全新地、明确地确定了中医药学在中华文化复兴新时期的重要地位。

认为中医不科学的人，可能主要是觉得中医的理论和思维摸不着、看不见，只看见医生的推理和经验，只是凭借着医生问诊、看舌、切脉，看不到具体的解剖结构和现代化验指标，尤其是接受现代教育，有着现代思维的人们，就更会觉得中医无影无形，无法和科学等同起来。

其实，认识事物的思维模式和角度是多种多样的，西医以解剖实体和微观指标如细胞、受体、基因等为基础。而中医是以系统论、整体论、黑箱理论为基础的，也许看不见实体，但不能否认这种思维方式的存在和正确性，当然更不能否认中医的疗效，因为有太多太多的病例证明了中医的神奇疗效。不能仅仅因为不懂得中医的一套规范模式，就说它毫无价值，这不是一个客观公正的态度。

1. 中医的疗效不可否认

从古到今，无论是汤药、针灸，还是各种外治法，中医在治疗危急重症和慢性病方面都发挥了不可替代的作用。

在中国疫病史上，自西汉以来的两千多年里，中国先后发生过300余次疫病流行。由于中医的有效预防和治疗，都在有限的地域和有限的时间内，控制了疫情蔓延。中国历史上从来没有出现过像一战后的大流感那样，一次造成数千万人死亡的悲剧。中华民族也没有因多次重大的疫病而灭绝，而是更加繁衍昌盛。这都要感谢我们充满智慧的祖先和中医药。对于慢性病的调治，对体质的调节，改善过敏状态等，都是中医的强项。妇科、儿科、皮肤科疾病，以及疑难重病方面，中医药会有意想不到的治疗效果，甚至有些是西医药无法代替的效果。在急诊方面，在恶性肿瘤方面，在SARS、甲流、禽流感等传染病方面，中医药也都发挥了不可低估的作用。

再如危重患者往往涉及多脏器功能不全，如重症感染，可能合并休克、肾功能不全、胃肠功能不全、凝血功能障碍、心肌损伤……这时我们不只是抗感染、利尿那么简单，我们要考虑整体情况、病理生理改变，从而选择对患者最有利的治疗。这符合中医的整体思维模式，整体改善危重患者的体质和抗病能力是很关键的问题。中医的思维很符合危急重症救治的特点——治疗不只是把邪气赶走，而是把表里内外、气血阴阳、脏腑经络之间的关系协调好，达到“阴阳自和，必自愈”的效果。

一些重症感染用抗生素后出现的不良反应、二重感染、耐药等情况，西医学暂时没有很好的解决办法，临床上通过中医药的介入和应用，二重感染和不良反应等问题能够得到改善，甚至对于耐药菌群也有一定的影响。中医对于出血类疾病，尤其是中等量的出血具有疗效优势，如消化道出血，特别是溃疡、肿瘤晚期的出血，通过中医治疗可以很快止血。

另外，重症哮喘、急性呼吸衰竭，以及慢性呼吸衰竭急性发作，中医也有很多行之有效的传统方法。如果呼吸衰竭危及患者的生命，首先考虑上呼吸机，但是上机以后，会出现脱机、感染、营养等问题，这些问题都是机械通气不能解决的，可能因这些问题使机械通气失败而使患者死亡。针对这些问题，正确使用中医药，可以减少上机的比例、缩短上机的时间、减少并发症的发生。在中西医结合领域如通腑泻下治疗急腹症，以及急性心肌梗死、心衰疾病的治疗中，中医不仅有非常重要的地位，而且有确切的疗效。活血化瘀研究成果中最重要的一点就是运用活血化瘀的方法治疗心血管疾病。由此可以看出，中医在急症治疗的各个领域都有其重要的地位和确切的疗效。

笔者在临床用中医治疗脑病的过程中，以《黄帝内经》思想，阴阳者，天地之道也，一阴一阳之谓道，偏阴偏阳之谓疾，阴阳平衡之谓理。中医是以“道”治病，经过反复的实践，提出“血无热不行，瘀无热不散，痛无热不消，瘤无热不解”的理论。在治疗脑病的过程中发现“温热扶阳法治脑病”“扶阳化积治脑瘤”，应用麻黄配伍附子，能使脑瘤患者免于手术之苦。笔者经过探索与研究，发掘了“缪针法”“足针法”，用中医这把钥匙，为中医发展打开了一扇门。

2. 中医认识生命的角度和机理

中医的基本理论概念，无论是阴阳、五行，还是气血，都蕴含着把人看作整体，一个和包括气候、季节乃至社会环境在内的世界有不可分割的联系整体。在这种思想的指导下，中医讲究辨证施治，从整体上考虑健康问题，从“本”上来排除病因。

我国学者曹东义指出，中医与西医分别抓住了不同重点，西医看重病灶，中医辨识证候。中医学所理解的脏腑，侧重于研究人在天地万物之间，如何保持自身的整体性，如何与环境和谐相处，由此建立起来一套关系模型。

中医这套关系模型，以气血、阴阳、五行学说为理论指导，把人体放在自然环境之中进行考察，充分依据人体的“自识”和“识他”能力，建立了一整套识别、判定、解决人体健康与疾病，以及促进疾病向健康转化的方法，是整体贯通、即时随机、状态调整的医学方法。新兴的控制论、信息论、黑箱理论、自组织理论、耗散结构理论、系统论等复杂性科学的新兴学科，都可以在中医学里找到共同语言，找到依据。中医的科学性可以从复杂性科学中取得理论支撑，可以摆脱线性理论简单科学的拷问。

中医理论指导下的辨证论治，正是紧紧抓住复杂微观变化的整体综合状态，而且通过反复实践的摸索概括，以中医理论贯穿起来的中药、针灸、按摩、拔罐、饮食、气功，是理、法、方、药一气贯通的整体医学。它往往能解决西医解决不了的复杂病情，取得意想不到的临床疗效。

中医经过长期临床实践，总结出来一整套发现患者信息（证候），接受患者信息的方法，以及判定、处理患者证候，帮助患者消除证候的理论方法，这就是辨证论治的理法方药，然后帮助患者从不健康状态转向健康状态。

3. **中医的特长和优势**

中医不会把人看成解剖结构和实验数据的堆砌，而是活生生的、有情感的、有功能的、有社会关系的人。中医非常尊重个体的特殊情况，通过调节人的各方面的机能，达到阴阳平衡及身体各方面的和谐，而不是从外部去认识治疗对象。以分子生物学方法进行治疗，有其清晰的作用靶点，代谢过程清晰，量效、构效关系明确，这都是其优点。但化学分子在微观领域的存在是十分复杂的，不是单一的分子在起决定作用，而是形成了极为复杂的细胞因子网络，多因素之间往往互相影响，彼此制约，在治疗时需要的是调节，而不是去除、移植某种分子。这种治疗，是不完整、不连续的，而且也很机械。如中医专家柴瑞霭曾对记者常宇说，他觉得西医在疫情防治中发挥了积极作用，但也有一定局限性。西医的方法主要着眼于病毒，首先将病毒从病体中分离出来，再研究针对它的药物或疫苗。这种理念的问题一是病毒变异太快，我们的研究跟不上；二是在体外能杀灭病毒的药物用于人体，总有这样那样的不良反应。中医是整体研究方法，把着眼点放在患者本身，也就是将如何杀灭病毒转化为如何救治因感染病毒而患病的人，针对人体表现出的症状，用辨证论治思维推演病机，制订相应治则，以不变应万变，减轻机体反应，极大地调动人体抗病能力和自愈能力而使患者获得痊愈。

临床上许多用西医理论解释起来很复杂的现象，用中医的一个很简单的道理就可以解释清楚。

依据中医的理法方药，用中药、针灸等方法治疗疾病，注重人的整体性、功能性、情志因素，体现人文关怀，能够治病去根，少复发，使体质越来越好。对功能性疾病、精神类疾病、妇科病、儿科病、皮肤病，以及一些机理不明的疑难怪病，疗效都很明显。国家中医药管理局推广的300多个中医优势病种，都显示了中医在各科领域的临床路径，临床上也显示出很好的疗效。

微信扫码
• 有声读物
• 中医理论
• 阅读笔记
• 交流社群

第二编 讲学领悟

一、中医药治疗脑卒中的优势

中风又称卒中、真中风、脑卒中等，是临床上的常见病、多发病、急危病和难治病，是世界医学界公认的人类健康杀手的第一位。由于其致残率、致死率和复发率均较高，因而备受人们的关注。笔者从事脑卒中的临床研究工作为时已久，累计接诊了包括脑血栓、脑栓塞、脑出血等在内的脑卒中患者成千上万例，积累了颇多经验和体会。现试从以下几个方面谈谈中医药治疗本病的优势，目的在于使更多的人能够客观而正确地认识中医中药，合理地采用中医药来降低脑卒中致死率、致残率，提高患者生存质量。

1. 方法学优势

目前在中医界，许多中医脑病专家都在努力寻找治疗脑卒中的突破口，特别是在独特方法上苦下功夫，颇有成效。

其一，根据传统医学理论，运用中医辨证论治原理，采取“三因制宜”的基本原则，因人而异地灵活采用中医中药法进行内服治疗，具有贴合病情且无不良反应之优势。

其二，按照中医经络理论，根据脑卒中患者的经络气血异常变化情况而准确选用相应的经穴进行穴位、经络治疗，具有简便易行、疗效迅速及安全性高的优点。例如，笔者在特定的穴位上进行药物注射，对脑卒中偏瘫恢复发挥了明显效果。

其三，依据中医内病外治理论，采用中药外敷、外洗法局部用药，配合治疗脑卒中及其后遗症，具有直达病所、无不良反应的优势。例如脐贴疗法，中医称脐为“神阙”，是贴敷疗法的重要穴位，也称为脐部疗法。脐居正中，为元神居住的地方，故名“神阙”。人出生后剪去脐带，则真元之气聚于脐下，为生命之根本。现在笔者找到了以脐为中心的九宫分布，找到生命的中枢，即生命之根。神阙穴隶属于任脉，而任脉为阴脉之海，与督脉相表里，共同司管人体诸经，所以脐和诸经百脉相通。脐下小腹又为冲脉循行之所，且为任脉、督脉、冲脉之源，为“一源三歧”，故三脉经气相通。由于奇经八脉纵横，贯穿于十二经脉之间，联系全身经脉，因此，药物直接贴敷脐部能够直接影响五脏六腑、四肢百骸、五官九窍、皮肤筋骨，从而起到祛除病邪、康复机体的作用。在脑卒中引起的偏瘫失语中可用中风膏（药物组成为当归、牛膝、红花、麝香、冰片等）贴脐，可以达到疏通十二经络，使百脉相通，恢复肢体功能的作用。

其四，根据“多位一体”治疗包括脑卒中在内的顽固性疾病基本理念，将中医药的内治、外治、针灸、按摩、功能锻炼有机地结合起来，从而达到缩短疗程、提高疗效的目的。

通过长时间摸索，笔者总结出了足针疗法。1984 年，有位左侧瘫痪、伴有剧烈头疼的患者来就诊，笔者采取足部针灸疗法，在患者足部行间穴上下处针刺后，患者头疼好转，也能够独立行走，像这样经治疗康复的患者甚多，多是取足部穴，颇有推广意义。

时隔一年，又有一位突然失语的患者前来就诊，笔者有意识地验证足部穴位的灵敏程度，先扳患者足大趾，发现第一关节有麻木感，于是按足部针灸法快速扎了几针，患者立即恢复了说话能力。进而验证了这些穴位的作用与功能，肯定了自己的发现。

每人都有一双足，在普通人眼中，足不过是能行走的人体组成部分之一。然而对针灸大夫来说，这五个脚趾，却隐藏着无数奥秘。想到古老的针灸疗法的起源，便对中医古典理论加以发掘，在自己的足上摸索新穴位。按照体针疗法记述，足上共分布有 30 多个穴位，笔者又找到 60 多个新穴位，并一一试验，发现并记录下它们的新作用。其中疗效明显的有 35 个，笔者分别给这些穴位命名为：提腿穴、抬肩穴、扩络穴、失音一穴、失语二穴等，并把这些穴位绘制成 20 多张图。

根据中医“天人相应”的基本理论，我们可以认认真真研究足针疗法。头为天，足为地，头足相应，上下贯通。人体本身是一个有机的整体，六经相连，天地一体，足针自有其特殊功效。笔者根据民间“十指连心”的说法研究足趾，对脑血管痉挛患者在五个脚趾腹中心用针刺均收到治疗效果，归纳出“足针加破阻通络法”，打破急性期不针灸或一日只针一次的传统针疗，提出“一日两针”的理论，上午头针降阴通经，下午足针升阳通经，达到“天人相应，阴阳平衡”的目的。

脑卒中引起的上肢瘫痪，取下肢和足部的条口穴、承山穴、太冲穴、失语一穴、失音二穴；下肢瘫痪取上肢的手三里穴、虎边穴、合谷穴、中渚穴、后溪穴；上下肢瘫痪用三针启动穴、百合穴、合谷穴、太冲穴，足针的提腿穴、扩络穴、失语一穴、失音二穴。

其五，由于“阴阳者，天地之道也，万物之纲纪，变化之父母，生杀之本始，神明之府也”，所以“凡治病必求于本”。这个本，指的就是阴阳。笔者以此为据，率先提出了“调控阴阳治疗脑卒中”的用药策略，取得了较为理想的治疗效果。特别值得一提的是，医圣张仲景所创的麻黄汤、桂枝汤，绝非纯为辛温解表之剂，而是有效治疗包括脑卒中在内的诸多疑难杂症的特色方剂，其完全符合“调控阴阳治疗脑卒中”的基本观点。

急性脑卒中为难症之一。所谓发病急，如大风吹倒树木一样；所谓大，人之百病莫大于中风；所谓难，乃指难以治愈，致残率高、死亡率高。夫风之为病，半身不遂，口眼㖞斜，这都是古人对脑卒中的描述。笔者在治疗的过程中认识到，急性脑卒中（脑出血）发病之前，是阳亢表现，而当血液溢出后就表现为阳虚，即气血阻滞，血瘀受阻，经络不通。其脉：寸脉细、关脉数、尺脉沉。其症：口眼㖞斜、半身不遂、意识不清、神昏谵语，一切都是阴的表现。阴属静，一切阴都是静止的，唯独阳才是灵动的。阴生于阳而统帅于阳，失去者则瘦，补气则发动气机，十二经络运行不息，五脏六腑合化内行，因而治疗脑卒中、减少后遗症，当重用附子回逆汤。笔者以药氧疗法抢救脑卒中数例，患者都转危为安，治疗脑卒中平衡阴阳，打破了脑出血不能用解表药和温热药的传统观点。

在治疗脑瘤（脑瘤也是脑卒中的一种）头痛、呕吐、一侧偏枯时，其病理属于寒气积聚，气血凝滞，久而不散，成为癥瘕，近年来肿瘤学者都以活血化瘀、软坚散结、清热解毒法治之，其不知阴长阳衰，血凝结块。因此，治疗肿瘤应以重用附子为主的真武汤等方加减，起到热药化冰、斩关夺门、雷霆万钧、破阴回阳、辟秽开络、结散血通、气血清利、经络宣畅的作用，肿瘤消失。

2. **辨证学优势**

辨证论治是中医治疗学的精华所在，其妙在辨、其要在证。脑为人体脏腑中最为贵重之器官，脑卒中的出现，实乃大脑功能严重受损的标志，其病机涉及气、血、痰、火、风、虚六端，极其复杂，相互交织，变化难测。面对如此复杂的情形，中医学在辨证论治方面有着自己独特而丰富的方法，具有颇多优势。

第一，辨气重在辨闭证、脱证。大凡闭证者，常见突然昏倒、不省人事、牙关紧闭、口噤不开、两手握固、大小便闭，脉多有力，常用大续命汤治疗；大凡脱证者，多见突然仆倒、目合口张、手撒肢冷、二便自遗、脉微欲绝等，常用急救回阳汤治疗。若病情严重，则闭证、脱证并见，病势危重。对其治疗，或开闭，或固脱，不可反用。

第二，辨血证重在辨血瘀、血虚。凡是血瘀引起的脑卒中患者，除其主症之外，尚可表现为面色青紫、爪甲不荣、舌质紫暗、舌下瘀斑或脉络怒张、脉沉涩等，当用益气活络法，常以补阳还五汤治疗；由于血虚所致的脑卒中，则与之不同，多表现为面色苍白、头晕目眩、心慌心悸、舌质淡白、脉沉细微等，当用益气活血法，常以补中益气汤治疗。瘀当化，虚宜补，自可收功。

第三，辨痰证重在辨有形、无形。中医所指的痰，含有形与无形之别。有形之痰多在肺部，以咳喘为主症；而无形之痰则可随气流行全身，无处不到，且最易与气、瘀、火、毒交结为患，其基本特征为突然昏仆、神志痴呆、舌多胖大，苔腻脉滑。对其治疗当以化痰通络为大法，可用十味温胆汤加以治疗。

第四，辨火证重在辨肝火、心火。中医有谓“气有余便是火”“火性炎上”“毒由火生”，凡见七情过激、郁闷烦怒者，多为肝火亢奋；凡伴见面红耳赤、坐卧不安、烦躁易怒、口渴喜冷饮者，多为心火亢盛。无论何种火证，均应以清火败毒为首务，用清火败毒法，以大承气汤加减的通腑醒脑汤加以治疗。

第五，辨风证重在区分内风、外风。古人言风，在唐宋之前，多指外风，如张仲景在《伤寒杂病论》中所言“中风”即为此意；唐宋之后，医学家所记述的“中风”，多指内风。具体而言，又可分为热极生风、火旺动风、肝阳化风、阴虚风动等不同类型。凡此等等，皆可依据其兼夹表现而确定不同证型。在辨明了内风的不同类型之后，方可因证立法、以法选方、依方用药，灵活化裁，立可见功。

第六，辨虚证重在辨气虚、阴虚。凡以气虚为主者，多伴见疲倦乏力、面色㿠白、头晕目呆、舌淡苔白、脉沉细弱；而以阴虚为主者，多伴见腰膝酸软、精神委顿、五心烦热、舌多瘦红、脉多细数。治之之法，气虚者宜大补元气，佐以活血，以益气活血法，用十全大补汤治疗；阴虚者当填补真阴，佐以潜阳，以滋阴填阳，用大定风珠汤治疗。

3. **方药学优势**

与现代医学比较而言，祖国医学在治疗脑卒中方面还有一个很大的优势，那就是方药学优势。在整体观念和辨证论治思想指导下，充分发挥不同方剂和特效中药的互补作用，则有利于脑卒中的顺利康复。

急性脑卒中使用孙思邈《千金要方》中的古今录验大小续命汤。

小续命汤：麻黄（另包）、防己、红参（另包）、黄芩、肉桂（后下）、白芍、川芎、杏仁、炙甘草各30g，制附子45g，防风45g，生姜45g，大枣12枚。

大续命汤：麻黄（另包）、红参（另包）、黄芩、肉桂（后下）、川芎、杏仁、炙甘草各30g，生姜45g，大枣12枚，当归30g，生石膏50g。

【主治】卒中风欲死，不省人事，口眼㖞斜，半身不遂，舌謇不能语，亦治风湿痹痛。夫风为百病之长，诸急卒病多是风，宜速予续命汤。大续命汤治中风之壮烈如火者。

【煎法】孙思邈特别强调使用古今大小续命汤，以水200ml，先煮麻黄三沸（大沸后以冷水点之，再沸再点，三次为三沸，时间约50秒）去沫，入诸药，煮取3升（约合今之600ml）。

用法：采用下列四种方法治疗，对脑卒中昏迷者，即不能饮药者，可以鼻饲管送下100ml，每日1次或3次，以体表出汗为度；对中风昏迷严重不能使用鼻饲管者，将100ml药液放入氧气流量瓶，从鼻管吸入肺部，随血至大脑（简称药氧）；对既不能用药氧又不能鼻饲者，将煎好的药水放入毛巾热敷命门和神阙或洗前心后背，待患者发汗有效时再去掉毛巾。上述方法均无效者，可用药液100ml灌肠使用。

用上述四种办法，通过药物的四气五味、升降沉浮，可达到使急性脑卒中患者全身发汗、小便通利、脑水肿减轻、脑血肿消失的目的。

【体会】孙思邈所载入的古今录验大小续命汤，对治疗中风昏迷欲死者的奇效推崇备至，曰“大良”，曰“甚良”，曰“必佳”，曰“请风服之皆验”，此方使用后笔者体会到确是从古到今、空前绝后的金方，方中强调“录验”二字，记录了使用本方的若干真实病例，体验到本方确实有效。笔者对“续命”二字的体会是脑卒中欲死者不省人事、口眼㖞斜、半身不遂、舌謇不能语者，在生命断续的情况下可续命而生。

大小续命汤以小续命汤常用，两者大同小异，主治相似，不同点是大方主治卒中之壮热如火者。中风突发高热，现代认为是脑出血继发感染，中枢性高热，必然还有神昏、谵语等其他危象，但在加减方中，仅减去防己、附子，加当归、生石膏，而不去麻黄，因为汗法得宜，可以减轻脑压，消散瘀血、水肿，故中风危症亦不避麻、桂。

脑血栓、半身不遂用王清任的补阳还五汤：黄芪 80g，当归 10g，川芎 10g，红花 6g，桃仁 6g，地龙 6g，赤芍 9g。

用法：上药配齐，水煎服，每日 1 剂，1 剂煎 2 次，每煎 200ml，连服 15 剂为 1 疗程，或药氧 100ml。

【作用】补气活血，通经活络。可治疗脑卒中、脑血栓形成而致的半身不遂、语言障碍、面神经麻痹、膀胱障碍、直肠障碍等。

【体会】补阳还五汤由清代名医王清任所创，为后世医家敬佩，对中风偏瘫的治疗有独到之处。历代名家论中风主虚、主痰、主火，而王氏认为偏瘫由气虚血瘀所引起。他认为元气藏于血管之内，分布全身，左右各得一半，人才能行、坐、动、转，若气虚血瘀，就会发生半身不遂，因全身之气，缺少一半而偏瘫，所以要补50%的气，而又可行、坐、动、转，因而名叫补阳还五汤。

脑卒中引起的头昏用以天麻钩藤饮为基础的息风汤：天麻、钩藤、羚羊角、黄芩、全蝎、石决明、夏枯草。脑卒中引起的大小便失禁用以缩泉丸为基础的降阙饮：益智仁、乌药、枳壳、升麻、柴胡、黄芩、太子参、茯苓、泽泻。

脑卒中引起偏瘫失语用转音散：茯苓100g，郁金60g，全蝎15g，僵蚕60g。制法：先用茯苓100g，生姜汁5ml，竹沥水150ml，将全蝎拌湿后晒干，再和郁金、僵蚕拌匀，研成细末备用。用法：每次用上药末4g，每日3次，用开水调成糊状，吞服。

回音膏组成：土鳖虫15g，水蛭20g，地龙15g，白芥子20g，蝉蜕6g，大黄12g，三七10g，麝香0.5g，冰片0.5g。制法：上药除麝香、冰片外，研为细末，再用蜂蜜调匀，放入麝香、冰片再调匀，要做到稀稠度、软硬度适中，备用。用法：将上药制成面积4cm×4cm的布质膏药，将此膏药贴在双侧人迎穴上，每次贴敷7天，再换新膏药，可连续贴敷两个月共8次。

脑卒中引起的偏瘫麻木可用海蛤粉：海蛤粉60g，穿山甲60g，制川乌60g。制法：上药混合研细末，备用。用法：取上药15g，用捣碎的葱白调成药饼，约2.5cm直径大小贴于左、右足心，用布包扎，静坐半小时，待全身出汗后去药、避风，半个月用1次，一般贴两次麻木症状便可消除。

脑卒中引起的上肢肿胀可用鸭跖草汤：鸭跖草20g，琥珀6g，万年青30g，牛膝30g，附子12g。用法：上药按剂量配齐，水煎服，每日1剂，连服1周。

脑卒中引起的偏瘫抖动可用：附子15g，干姜10g，茯苓20g，甘草6g，党参15g，熟地黄10g，白芍10g，当归10g。用法：上药水泡1小时，煎半小时，取150ml，二煎不泡，煎20分钟，取100ml，食后1小时温服，每日2次。

脑卒中引起的尿闭可取7个胡椒、1节葱白捣在一起，制成膏贴在肚脐，可迅速排尿。

脑卒中引起的面瘫可用杨树皮汤：取单味杨树皮100g，加水1000ml煎煮。用法：上药煎沸后趁热熏患侧面颊部，器皿下置小炉，用文火缓缓加温，使热气持续而均匀，每次30分钟，热熏1次未恢复者，隔两天再熏1次。

随着制药工业的快速发展，在全国各地中医药界同仁的共同努力下，近些年来针对以脑卒中为核心的治脑新药层出不穷，极大地拓展了临床医生准确用药的选择范围，同时也为众多脑卒中患者求得康复提供了可行之道。就目前我们了解到的资料来看，以下这些新药颇有临床实效：瘫痪康复丹由牛黄、土鳖虫等药物组成，具有通经活络、开窍醒神之功；活血通脉胶囊由水蛭等药物组成，具有破血逐瘀、通经止痛之功；中风回春丸由丹参、当归、红花、川芎、地龙、全蝎、僵蚕、土鳖虫、白花蛇舌草组成，具有活血化瘀、祛风通络之效；脑心通胶囊由三七、黄芪、血竭、赤芍、地龙、葛根等药组成，具有益脑健神、活血化瘀、宣痹止痛之功。以上诸新药，均可根据患者的具体病情而用于脑卒中的防与治，如果病情单纯，选用单品即可奏效。对于病情较为复杂者，则可联合应用，亦可配用中药汤剂，促进疾病康复。

长期以来，许多药学工作者在众多医家临床经验的基础上，重点对单味中药中的有效成分进行了深入而细致的研究，取得了可喜的成绩。就脑卒中而言，其种类亦不少。例如从丹参中提取出来的丹参酮，从川芎中提取出来的川芎嗪，从葛根中提取出来的葛根素，从三七、人参中提取出来的人参皂苷，从银杏叶中提取出来的血管活性成分杏丁等，均为其例。以上这些久经考验的单味中药，在脑卒中的防治中也有颇为重要的临床实效。

综上所述，笔者试从方法学、辨治学和方药学三个方面简要地论述了中医药防治脑卒中的内在优势。从中可以看出，虽然脑卒中是一种严重威胁患者生命和健康的顽固性疾病，但是中医药学也有许许多多的、行之有效的治疗方法。如果用之得法、遣药准确，常常可以力挽狂澜于须臾之间，充分发挥中医药学优势，努力解救患者之疾苦，提高患者的生活质量。

二、中医伟大、伟大中医

早在20世纪50年代，毛泽东主席就对中医有过客观的评价，他说："中国医药学是一个伟大的宝库，应当努力发掘，加以提高。"所谓伟大，因为它是中华民族的国粹，同时是我国卫生领域不可分割的组成部分，也是我们国家的优势和特色。在几千年的历史长河中，中医药对中华民族的繁衍生息和健康做出了不可磨灭的贡献，至今在现实生活中仍然是保护健康、解除疾病的重要方法。中医之所以能存在几千年，一是靠中医的疗效，二是它有一套完整的理论体系，三是中医本身是科学的。中医的思想体系是整体的、辨证的、科学的。中医不仅能治常见病，而且能治疑难大病，能治顽固性疾病。

1956年，印度尼西亚一位患者患泌尿系结石，曾经做过3次手术，后来又发生了肾、膀胱结石，经西医学专家会诊后，认为不能进行手术治疗，但病情逐渐加重，不得已向中医求治。周恩来总理请当时名老中医、全国人大常委会委员岳美中先生赴印尼，为其治病。岳老的治疗归纳为“化”“移”“冲”“排”四个步骤，拟定排石汤。金钱草 120g，海金沙 30g，滑石 12g，甘草 3g，怀牛膝 10g，石韦 60g，车前子 12g，茯苓 20g，泽泻 12g，鸡内金 12g。经用数剂，泌尿系结石全部排出，岳美中先生亲笔写的这一排石处方，笔者至今还完整保存着。排石方已经为千余人使用过，例例有效。

中医之所以能够存在几千年，关键在于它的疗效，更有系统的理论做基础。打开中医的发展史可以看到，春秋时期《周礼·天官》医疗体制的设立，秦国医和“六气病因学说”的建立，战国时期《黄帝内经》经典理论的诞生，与当时活跃的思想和社会上层追求富国强兵是有联系的。

中医药学既是古老的医学，又是崭新的医学。说它古老，是因为它有数千年的历史；说它崭新，是说它的理论体系和确切的临床疗效，让世人刮目相看。如果说建立在实验医学基础上的西医是微观医学殿堂，那中医就是宏观医学的宝库。它是以辨证论治为核心，即在整体论中注重个体的理论医学。在现代科学技术飞速发展的今天，学习古老的中医，不仅不是医学历史的倒退，反而表明了当代医学思维的突破，代表了未来医学的方向。

中医学博大精深，是一个伟大的宝库，它不仅属于中国，同时也属于世界，是整个人类共同的宝贵财富。不仅中国人可以在这个宝库里寻宝，世界各国人民也都可以在这个宝库里探宝，谁有幸进入这个宝库，谁就可以得到治病救人的法宝。

中医药学融古代中华文明中的哲学、医学、天文、气象等知识为一体，它包含有社会学、人文地理、社会科学和哲学，而且科学性地把人的生命视为一个“小宇宙”。“小宇宙”与“大宇宙”相关，人和社会融为一体，心理和病理相互影响，将治疗理念归纳为攻补兼施、扶正祛邪、急则治其标、缓则治其本、防治并举。我们倡导和谐社会，正是中医“阴阳平衡”“阴平阳秘”“气畅则和”的真实写照。中医学具有现代生命内涵的科学价值，有着现代生命科学无法替代的作用。如当下肢关节痛、肢冷畏寒时，针灸手三里，使“态势”传感传导，则下肢温热和疼痛消失，这一传感信息，采用现代医学方法是找不到“物质基础”的，但它的理论依据是人体信息反应。这些理论和方法是中医对人类的重大贡献，说明中医有它自己的理论体系和科学价值，决不能用西医的研究手段去说明中医在人体细胞里面的变化。中医就是中医，西医就是西医。国家对中医事业发展非常重视，提出“中西医并重”的大方针。在“十一五期间”，特别加大了对中医发展的支持力度。中医在发展人民健康事业中发挥着越来越重要的作用。对中医的发展，前提是继承，然后才是创新。没有继承与创新，中医是不能发展的，但中医的继承与发展，要以人为本。真正的中医人才，要原汁原味地把中医科学理论继承下来，在继承的基础上，求其发展，进一步提高疗效，把中医事业持续不断地发展下去，这是弘扬中医事业的关键所在。

中医之所以能够长久不衰，关键在于疗效。中医理论体系本身就是开放性、发展性、继承性的，中医主动地吸收先进技术，从来不拒绝先进理论和技术，中医的每一步发展都是不断创新的结果。创新包括对前人科学思想的不断继承，发现新的问题，提出新的观点，创造新的技术，这是已经被数千年历史反复验证的客观事实。

中医要做到经久不衰，经典不能丢，继承是根本，发掘是前提，师传是捷径，创新是蹊径，疗效是核心。

微信扫码
•有 声 读 物
•中 医 理 论
•阅 读 笔 记
•交 流 社 群

第三编 名医名方医名人

一、恩师岳美中

业师岳美中，中医专家，他一生从事中医医疗和教学工作，较早地提出了专病、专方、专药与辨证论治相结合的原则，善于治大病，创办全国中医研究班和研究生班，培养了一大批中医高级人才，多次出国从事医疗外事活动，在国内外享有声望。

岳美中年幼时行医于冀东、冀西一带，在唐山地区有“神医”之称，曾担任过唐山卫生局的中医顾问。1954 年调入中国中医研究院工作，曾被选为全国人民代表大会常务委员会委员、中华全国中医学会副理事长。

笔者随岳老学习期间，问到他曾经出国赴印度尼西亚为苏加诺总统治疗泌尿系结石一事，岳老很谦逊地讲到，荣誉已是过去，今后仍需努力。他给我们讲起他年轻时发愤学习中医和研究治疗肾结石的情况。

岳老年轻时就通读了《黄帝内经》《伤寒论》等书，熟记中药方剂，虽年逾古稀，仍可一口气背诵三四百个中药方剂。他体会到读书，通是精的基础，百通为了一精，精才能解决疑难大症。

在冀东彭村，有位出名的医生，对治疗肾结石、膀胱结石有诀窍，岳老亲眼看到患者服药后，尿出大小不等的结石。为了寻求这个偏方，他做了一系列的试验研究，把患者买到的排石方药一味一味地挑选出来，发现该方由十一味中药组成。把整个方药煎成汤剂，又把排出的结石放入煎剂，发现金钱草、石韦、鸡内金和海金沙煎液有溶石作用。

溶石不等于排石，体外能溶石，不等于在体内有同样作用，况且中药机制是整个反应的效果，不是机械的，而是辨证的，后来岳老在此方的基础上，结合中医辨证论治，对泌尿系结石的治疗探讨出一条新路子。

岳老讲到，结石由肾而生，由肾到肾盂、肾小盏又排到输尿管，再进入膀胱，最后由尿道排出体外，这条排尿的道路曲折、狭窄，结石的排出需要几个回合，可以归纳为“化”“移”“冲”“排”四个步骤。“化”就是使结石的棱角化圆，由锐变钝，从大化小；“移”就是指诱导结石由静变动，左右摆动，从上移下；“冲”是增加冲击的动力，产生急流或漩涡，使结石摔打摆动，这一冲击的力量在一瞬间可以通过增加尿量来解决输尿管的狭窄和痉挛，达到通利的效果；“排”是在化、移、冲的条件下把结石排出体外。

讲完排石机制后，岳老挥笔写了一张排石方：金钱草120g，海金沙30g，滑石12g，甘草3g，淮牛膝10g，石韦60g，车前子12g，茯苓20g，泽泻12g，鸡内金12g。

他说，此方验证20余年，效果确切，具有清热利湿、促进排石的功效，方中鸡内金、金钱草有化石、溶石的作用，车前子、滑石清热利尿，茯苓、泽泻渗湿利尿。诸药合用可迅速加大尿量。怀牛膝引导结石下移，石韦扩张输尿管和尿道，利于结石在自然狭窄处通过排出。此方笔者在临床实践中运用，排石率在70%以上。

排石方治验例

郭某，男，32岁，干部。

1982年6月，该患者因腰痛、尿血，经X线检查诊断为右肾盂结石，于8月12日右下腹部急剧疼痛，出现血尿，检查结果示右肾盂积水，X线拍片可见结石大小约11mm×5mm。住外科病房，因结石偏大，排石难度大，外科大夫动员患者手术取石，但患者及家属惧怕手术，遂转中医科服中药治疗。投以排石方：金钱草210g，海金沙30g，滑石12g，甘草3g，怀牛膝10g，石韦30g，车前子12g，茯苓50g，泽泻12g，鸡内金10g。

每日1剂，连服40余剂后，患者出现腰部时有绞痛，腰背酸困，活动后缓解症状。至1982年10月6日，排尿疼痛，尿线时有暂停，阵发性疼痛、尿频、尿浊。一次排尿时听到有石头落地声，取出洗净，大小为12mm×8mm，示于医护面前，均惊喜于色，以后又相继排出大小不等的3块结石而愈。

岳美中指出，辨证论治是中医学术特点和精华所在。数千年来，它在中医学术的发展和促进诊断治疗技术的进步方面，起着重要作用。既注意到人体内外环境的联系和统一，如内外相应与脏腑经络相关的辨证，也注意到个体体质差异等特点，因而有一病多方的同病异治与多病一方的异病同治，不但临床效果好，而且也是中医研究工作中的重大理论问题，值得我们继承和研究。

岳美中还认为，辨证论治的具体内容在中国历代含义不尽相同。他列举了疟疾、蛔虫病、黄疸、麻风、痢疾等许多例子来说明专病、专方、专药对于疾病治疗的重要性。譬如痢疾，《金匮要略》治下痢脓血的热痢用白头翁汤，已为临床证实之专方。后世专方如《普济方》地榆丸、《仁斋直指方论》香连丸、东垣升阳渗湿汤等都是专病专方。白头翁、黄连为下利脓血之专药，后世专药如马齿苋、鸦胆子、大蒜等亦是专药。他说，这些专病专症专方中之专药，与方剂配伍中的“主药”意义颇相接近，且有一定联系。使用它们，既符合辨证论治原则，又有明显效果，体现了专病专方与辨证论治相结合的过程，这才是提高中医疗效的可靠措施。

岳美中提出的专病、专方、专药与辨证论治相结合的原则，为笔者用中医中药治疗一般病或疑难病的思路打下了良好基础。用《伤寒论》的思想，感悟有极其重要的指引，如治疗脑病用扶阳法的麻黄附子细辛汤，附子可用到270g；对治疗肺癌，升麻可用到170g；对肾癌晚期，用延胡索80g止痛，远比杜冷丁有效；对肝硬化、肝癌引起的高黄疸，赤芍可用到250g；用金钱草300g治疗膀胱结石可排出结石，这不是高谈阔论，是实践的真理。

2005年9月6日，笔者受澳大利亚中医学会的邀请，在墨尔本理工大学中医学院举办讲座，当时笔者主讲的是中医治疗脑卒中病的三大特色。课后第二天，澳大利亚中医学会的理事长领来一位患者，后得知他肾结石已有30余年，腰痛得很厉害，没有做过手术，只是用激光治疗碎石后，却又长出来结石，反反复复，激光碎石10余次。患者诉说着石头在体内的痛苦，又捶胸，又跺脚，又叹息，年年碎石，年年长结石，痛苦难忍。真是无可奈何！听理事长说笔者有个办法可以排石，还可以让肾不再生结石，他就乘飞机前来墨尔本让笔者给他治结石。通过“观其脉证，随证治之”的原则，脉沉迟弦滑，像是岳美中的排石汤之证，却又感肾虚有热脉弦滑，肝胆肾湿热瘀结，以《黄帝内经》的思想，五行相克相生。肺生肾，肾主水，木克土，肝肾有热，肺生水瘀结，自然结石增多，治疗大法为补肺生水，使肾水排净；肺属金，金生水，肺通调水道，下输膀胱，肺主宣化，金克木，肝火下降，湿热排出，岳美中的排石汤加通肺补肾、疏肝运脾的中药：柴胡15g，枳实15g，郁金15g，五味子15g，女贞子15g，巴戟天15g，金钱草250g，海金沙50g，滑石15g，甘草15g，川牛膝10g，石韦30g，车前子12g，茯苓50g，泽泻12g，鸡内金12g。每日1剂，连用5天后，患者出现腰背酸痛，活动及疼痛减轻，突然排出大小不等的几块石头，取出洗净，大小不等，最大的约有10mm×8mm。随后在墨尔本做CT平扫，发现肾与膀胱结石一扫而光。

二、恩师郑卓人

郑卓人先生是全国著名针灸大师，是《灵枢经》白话解的第一人。梅兰芳为他赠送金字大匾——“针到病除”。笔者为郑卓人先生的入门弟子，称笔者“大医家”并题词“允和允缓上，旺气旺神全”。业师郑卓人，幼年学医，青年时曾赴日留学。

郑老在20世纪50年代著有《灵枢经白话解》，为中国中医研究院特别研究员，对针灸的继承和发展有卓越的贡献。

1959年，中国科学院院长郭沫若患中风，语言不利，右侧肢体麻木，活动受限五个多月，曾在北京协和医院治疗三个多月，疗效不佳，请郑卓人治疗。郑老告诉笔者治疗的过程，当时郭沫若形态消瘦，语言有气无力，右侧肢体麻木，活动受限，脉沉细，舌苔薄白，有瘀点，苔少，给予附子 20g，麻黄 15g，细辛 15g，商陆 50g，桑枝 30g，当归 10g，人参 15g，白术 10g，桂枝

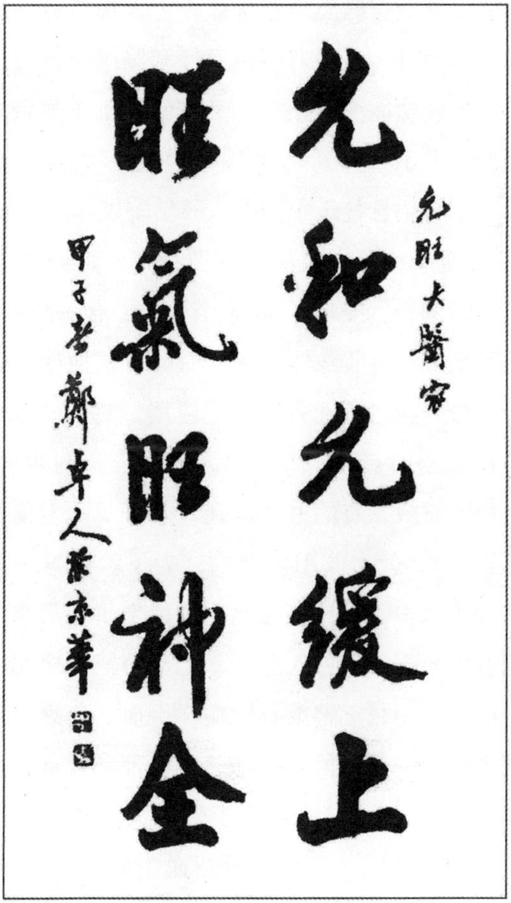

中医泰斗郑卓人先生题词

6g，地龙10g，赤芍30g。每日1剂，连服10剂，取关元、气海、足三里艾灸，上肢风池、曲池、外关，下肢环跳、阳陵泉、足五针。服桑枝汤，50天后语言流畅，肢体活动正常。郭沫若给郑卓人写了幅条幅“从民间来到民间去，种什么田结什么果”。这幅条幅，目前由中国中医科学院收藏。

郑老研究足针治疗瘫痪颇有奇效。艺人梅兰芳身患右下肢瘫痪、右上肢抬举困难，经郑老用足五针和民间流传的治瘫丸治疗两个月后，上下肢功能恢复正常，又重新登上了舞台。梅兰芳为此挥笔写了四个大字“针到病除”，并刻金字大匾在舞台上赠予郑卓人先生，至今仍悬挂于中国中医科学院展厅。

在1957年夏季，郑卓人深入江浙一带，走访8个镇，32个村庄，通过访问调查，搜集了80余个验方，他一证一方地归类，一病一方地验证。经过实践体会到，对验方的使用应做到辨证与辨病相结合，最好经过验证方可广泛应用。对一些方，每一味药的药性都应做到心中有数，万不可人云亦云。例如水蛭这味药，对偏瘫的治疗很有效，有的书上讲到“水蛭见水复能化生，咬人肌肤”。你若相信，就不敢用以治病，为了验证这一事实，他拿干水蛭为末置于水中，七日未见化生复活之事，后来用于临床考证，水蛭确有破血不伤气，入血分、化瘀而消形之用，为破积要药。又如有的书上记载土鳖虫有续血、生血、化瘀之功，郑卓人便将活土鳖虫用刀一分三段：头部、躯干部和尾部，然后用碗扣紧。经过12小时，揭开碗一看，土鳖虫又连接成一体，而且还能爬行运动，于是证实了土鳖虫可续血生血之功效。由此可见，郑老的求实精神。

三、恩师邓铁涛

2005 年 4 月，中华中医药学会在《中国中医药报》登载了 6 月 11 日将召开“首届著名中医药专家学术传承高层论坛会”的消息，开会的主题是“承接岐黄薪火，传承中医衣钵”，发出征稿要求。笔者写了一篇《名医名方发掘研究》，获得了参会资格，并在大会上发言。这次会议，笔者受益匪浅，有幸成为朱良春、邓铁涛的弟子。

邓铁涛学识渊博，精神高雅，诲人不倦，大公无私，用五运六气观察天地。当笔者叩头拜师时，他说：“要生为中医人，死为中医魂。”笔者把用两年时间写出的《脑病心悟》手稿，递到他手上，他看前言，挥笔写出题词“西医学中医已成，铁杆中医”。他给当时正在编写《血管神经病学》的编委写信，说高允旺院长从西医大学毕业，自学中医，传承中医之衣钵，在传承中提高，在实践中提高，颇有精辟的理论，总而言之，高允旺提出“扶阳法治脑病”的经验，开辟了新途径，把“血无热不行，瘀无热不散，痛无热不消，瘤无热不解”的理论，用于脑梗死、脑瘤的治疗，是个顶层新设计、新思路、新方法、新方药。在他的倡导下，将《脑病心悟》的部分内容编入大学教材《血管神经病学》。

邓老让广东省中医院院长杨志敏去临汾邀请笔者去广东省中医院讲课，讲授的题目是《学习中医的感悟》。在讲课前，邓老再三叮嘱说：“一定要讲道你是一名西医大学毕业的，能坚持不懈地把中医学到这种境界，能把中医学到手，用得上。把我给你题的词让大家看一看，‘西医学中医已成，铁杆中医’。”讲完感受之后，去科室查房，笔者用经典有条不紊地为患者诊脉，不问患者症状，便达到了病家不开口，便知病的效果。有的医生问，为什么能这么准。这就要联系到中医坚持的原则：“观其脉证，知犯何逆，随证治之。”脉证尤为重要，症同，脉象不同；症不同，脉象相同。诊病靠的是脉。脉证不明，用药方向就不明，此次查房使大家深感诊脉的重要。

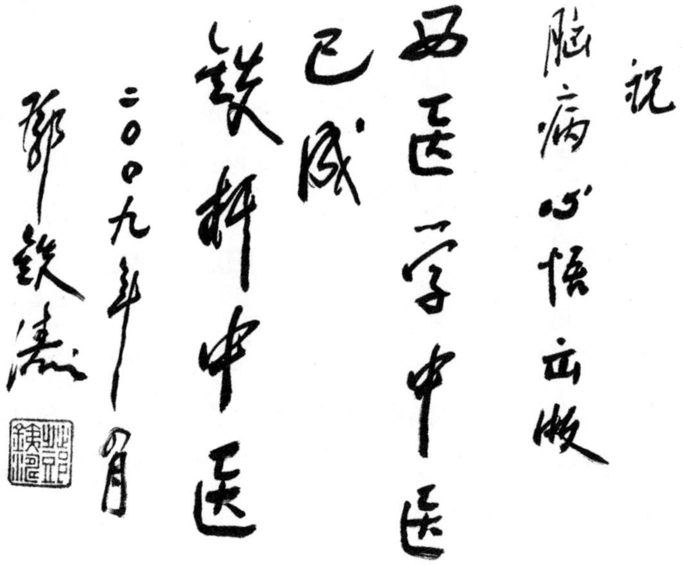

邓铁涛为《脑病心悟》题词

笔者去康复专科病房，遇到一位脑梗死患者，吞咽困难，喝水不入，插胃管 3 ~4 个月，笔者用缪针在长强穴附近针了三针，让患者坐起，端起水喝了几口，一饮而快。又有一个患者患脑梗死，左下肢抬举无力，足下垂，用缪针在右手指八邪穴针刺，左足五趾立刻跷起，这就是缪针的奥妙。而后给广东省中医院讲了缪针的思考与疗效，广东省中医院院长杨志敏在笔者讲完课后讲道：“针灸博大精深，脉和针是提高疗效的瑰宝，我们深挖细研，这节课感悟很多。”讲完两天课，查了一天房，邓老接受了汇报并题词：“脑病大师，铁杆中医。”

第二次去广东省中医院见邓老。2012 年，成都国际扶阳会议期间，中国中医药学会国际部邀请笔者在国际扶阳大会上讲“温热扶阳法在脑病中的运用”。这期间有一位高热不退的患者，还有一位 18 岁的重症肌无力患者，在治疗期间，疗效不佳。想起邓铁涛恩师曾经给徐向前元帅退热的案例和其治疗重症肌无力的经验，笔者带上这两位患者去广东拜访邓铁涛。

李荣，男，49 岁，高热持续 7 天，发热 39 ~ 40℃，在本院内科住院，让中医会诊，细看病历记录，肿瘤系列、甲状腺系列、乙肝系列、胃镜、肠镜都没阳性指标。西医诊断为发热待诊，也就是没有明确的诊断，用了各种退热药，发热仍在持续，用过甘温除大热的中药，体温仍在 40℃徘徊，症状有昏迷之兆，邓老以“观其脉证，随证治之”的原则，查其脉搏 120 次/分，舌色淡红，面色苍白，有热之感，邓老说这患者属于寒热反击，要辛温除热，当时开了方：附子 30g，石膏 40g，生地黄 20g，熟地黄 20g，麦冬 20g，党参 20g，通草 30g。以生姜、大枣为引，服 5 剂药后体温降至 38℃，脉搏 80 次/分，食欲正常，精神转佳。

邓老跟笔者讲到这个案例，同时想到给徐向前元帅治病的经过，说中医是治人，阴阳是治病之根本，也就是中医以“道”治病，西医以“术”治病，谈到治疗发热患者时，他说治病必辨阴阳、表里、寒热，脉浮沉、迟缓。其他种种，皆阴阳之别，知其偏盛，使之协调，为根本大法。故脉迟者为寒证，用温药；脉数者为热证，用寒凉药为常法。在遇到某些疑难之症或顽疾不能常规治疗时，要跳出常规的思维，去领悟疾病所在，这个患者发热不退，而脉细软，要辨证为寒热夹杂。张仲景在《伤寒论》辨证中有三阳、三阴，有寒热夹杂者，先取寒，用附子加石膏，治的是真寒假热，辛温除大热就是这个道理。

第二个患者，张某，女，18 岁，患重症肌无力，治疗半年见效甚微，笔者看过邓铁涛治疗该病有成就，有经验。邓老经过对这位患者进行脉证审察后，对她的病证了解得很清楚：①眼睑下垂，升举无力；②四肢无力，站立困难；③吞咽无障碍；④构音不清；⑤肌肉萎缩。

邓老分析后认为，重症肌无力诊断无误，中医称“睑废”“脾倦”“痿证”，他讲到重症肌无力是个复杂的病，脏腑、五窍、体质只用五行微循法去指导实践，倒不如用五脏相关理论更切合实际。治疗大法为补脾道，升阳举陷，调理五脏。

他开的方剂为强肌力汤：黄芪 300g，白术 200g，何首乌 100g，枸杞子 30g，菟丝子 30g，益智仁 60g，乌药 30g，枳实 20g，枳壳 20g，陈皮 20g，桔梗 20g，炒酸枣仁 50g。

连续服用 10 剂，根据脉证治之，但一定要考虑脾胃虚弱会涉及肝、肾等脏。此方用于几十例重症肌无力患者，并不是人人都有效。但根据这一思路，此方对脑梗死引起的吞咽困难、下肢行走无力、尿失禁、延髓性麻痹、神经元疾病都能起到良好的效果。

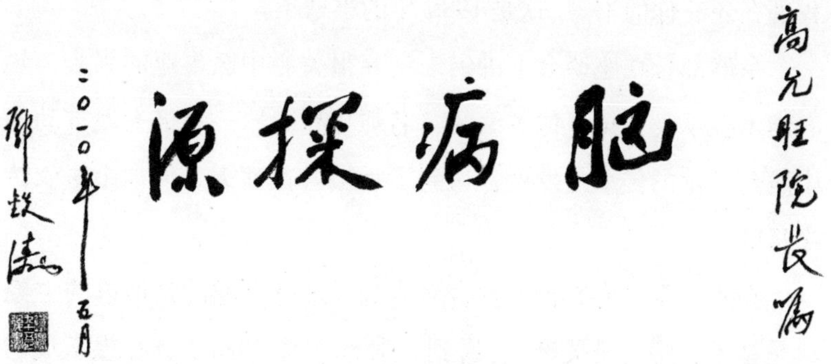

邓铁涛题词“脑病探源”

在广州会诊学习的日子里，笔者动笔完成了在成都国际扶阳论坛的发言稿件，题目是《扶阳思想在治疗脑病中的运用》。邓老阅后改动了不少内容，邓老反复思考后，又给题词“脑病探源”四个大字。这是光荣而艰巨的任务。随后笔者用了一年多的时间，完成“内经思想，脑病探源”。在邓老的建议下，在安徽省召开的国际扶阳论坛大会上，笔者做了《内经思想，脑病探源》的学术报告。

四、恩师朱良春

笔者年轻的时候读过恩师朱良春的文章，学习过他的著作，可从来没见过此人。2005 年在朱老的倡导下，在他的家乡南通市召开了“首届著名中医药专家学术传承高层论坛会”，笔者很荣幸地在大会上发言，与中医界泰斗朱良春相遇，他知道笔者是高允旺，对笔者在大会上的发言给予极高评价，他说：“你编著的《偏方治大病》，在上海被评为‘全国优秀图书金钥匙二等奖’，我现在还有你的书。”这是1985年的事情了。

佘静部长在座谈会上讲到朱良春很关心中医事业的兴衰，热心学术继承、弘扬。他主编的《名师与高徒》一书极大地推动了中医药学术的传承与发展，达到了承接岐黄薪火、传承中医衣钵之目的。

在听了朱良春教授的发言后，笔者最感兴趣的是他讲的“经典是基础，师承是关键”，讲到“师承”时心动了，心想事成的机会来到了。听到他讲道，自古以来学习中医，都是靠师徒的方式传授。所以，“师传”是学习中医过程中一个重要环节，中医这个东西，要想真正学好，只有“师传”，这是必要的手段，要去找名医。但学习的时候，有闻必录，有疑必记，特别是老师诊治患者的辨证思路、用药技巧，要认真记录下来，然后加以分析领悟，这样往往能举一反三，能得到真传，启迪心智，智莫大于“心悟”，充实自己，像张仲景、金元四大家都有“师传”的经验。

听完这番话，笔者暗暗下定决心，这次来南通不能白白来，非拜师不可。

散会后，笔者去拜见朱老，坐席而叩，拜之为师。朱老设宴招待，在宴席中，谈论中医，笔者问到其师承的过程，他讲道：“在抗战时期因敌机轰炸，学校散伙，许多同学失学，或者另找出路。1937年，我一人来到上海，千难万苦，找到章次公，成为章次公门生。在跟章次公实习期间，跟随其临床抄方，遇到关键性环节每每提醒一下，启发得很深刻，收益很大。”

1955年秋冬，林伯渠患前列腺增生症，尿流不畅，行前列腺摘除术，术后呃逆不止达 47 天。除用西药、针灸以外，进中药旋覆代赭汤、丁香柿蒂汤均无效。当时林老已 69 岁高龄，久病体衰，加之手术以后呃逆，不能进食，也不得休息和睡眠，生命危在旦夕，医院曾两次下病危通知。周恩来总理十分焦急，亲自组织中医专家组抢救。到林老呃逆持续 1 个月左右时，仍未见好转，从上海调到北京工作不久的章次公先生临危受命，朱老也一同前去。次公先生诊了脉象，查了病情。总理问道："林老的病怎么样?"次公先生说："没有想象的那么严重。"总理接着问："根据是什么?"次公先生答说："从四诊分析，神不散，气不竭，脉不乱。"总理又问："这病怎么治?"次公先生说："呃逆不止，是由于胃气上逆。脾主升，胃主降。脾主运化，输布精微；胃主受纳，腐熟水谷。今胃气久虚，升降失常，呃逆频作，水谷不进，后天之本已衰。当务之急是养其胃气，恢复和增强胃的功能。但光靠镇逆不行，需扶其正气，徐徐调之。"于是拟方用人参一支炖汁，少量频服。另用糯米熬成稀粥，嘱护士用小勺进于舌面让患者慢慢吞咽。当晚，呃逆渐减，总理闻后大喜。第 47 天，呃逆止。先师秉性耿直，坦率真诚，敦厚处世，淡泊名利，从不为名利而争，但为学术、为真理，却常仗义执言，据理力争，事后从不存任何芥蒂。不阿谀，不屈从，尤其在京任职期间，仍能保持其独特性格，得到党的信赖。何时希说他"是一位诚朴质直，胸中毫无欺诈城府的大学问家"，是很贴切的。先生具有高尚的医德，77 年前先师赠朱老的一枚印章"儿女性情，英雄肝胆，神仙手眼，菩萨心肠"即是先生为医的真实写照。

朱老讲完这段话后，他说："你已白发苍苍，不惜千里路，不耻下问，我把章次公老师送给我的印章送给你吧，以及把‘儿女性情，英雄肝胆，神仙手眼，菩萨心肠’这十二个字刻章保存。”笔者跟朱老表示“谨遵师训，行医做人”。

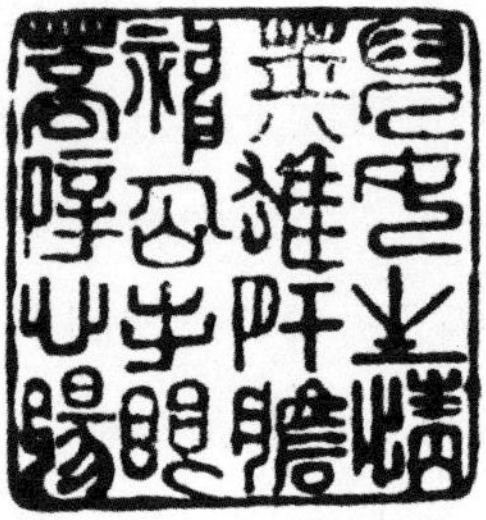

儿女性情
英雄肝胆
神仙手眼
菩萨心肠

朱老赠送的印章

在边工作、边研究、边实践中，笔者积累了不少不成熟的东西，积累成册。有写书的想法，怎么写？写什么？笔者与朱老通电话，他脱口而出，写一本《脑病心悟》。朱老讲到“自古医家出经典”。中医经典，特别是《黄帝内经》《伤寒杂病论》两部书，尤为重要，因为其中有很多深奥的含义，必须刻苦钻研，下一番死功夫去“心悟”，才能有心。但“心悟”就在脑病上心悟，应当努力学习、研究，不断发掘、弘扬。

笔者用了两年多的时间，经过实践—理论—再实践的构思与创新，写出了《脑病心悟》的温热扶阳理论“冰无热不化，水无热不沸，血无热不行，痛无热不散，瘤无热不解”的理论。对脑梗死、脑出血、脑瘤有了实践的总结。书样写完后送给朱老请老师审阅，朱老阅后为书稿写下一幅字。

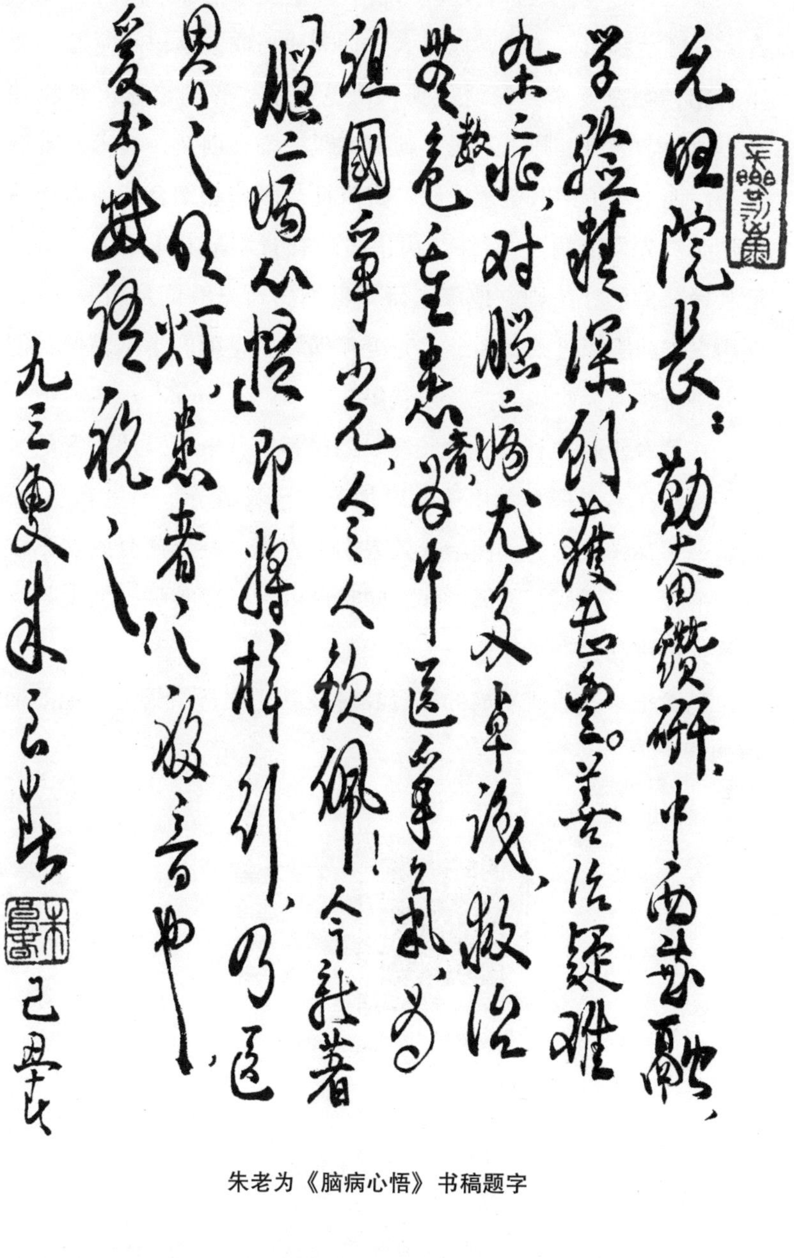

朱老为《脑病心悟》书稿题字

朱良春对笔者的影响是医术精湛，他践行先师章次公“发皇古义，融会新知”主张，以古人“博观而巧取，厚积而薄发”为座右铭，勤奋好学，深研经典，博览群书，旁纳诸家，兼收并蓄。他治学严谨，师古不泥，勤于实践，锐意创新，学术上多有创新，他丰富了中医望诊诊法，将辨证与辨病相结合，他提出急性热病“先发治病”，慢性杂病从“培补肾阳治其本，蠲痹通络治其标”的治疗法则。他深入研究虫类药历史沿革及功效经治，应用虫类药胆识过人，他继承完善并创新了先师的学术精髓，创立以皇古融新为旗帜的“章朱新派”。

在笔者研制“补肾壮骨胶囊”的过程中，朱老以他丰富的实践经验，在笔者撰写学术论文时加改了药物成分、剂量和品种，又增加了几种虫类药，使治疗效果大大提高。补肾壮骨胶囊不仅能治痹证、风湿病、类风湿病，同时也可治红斑狼疮，大大扩大了治疗范围和提高了疗效。

笔者把修改后研制成的补肾壮骨胶囊论文寄给朱老，他的回信如下：

•有声读物
•中医理论
•阅读笔记
•交流社群
微信扫码

南通市良春中醫藥臨床研究所

毛[illegible]院长：

寄还的文稿收悉，[illegible]损失，全心编书，作出很多贡献，令人钦佩！今后[illegible]，关爱健康。

贵处正在筹建医院，在[illegible]，其中[illegible]已建成药厂，正在申报GMP验收中。其余700亩地拟建医院，由于资金短缺，正在寻找合作伙伴，共同开发，一时尚无合适人选，且待机缘。

[illegible]是一位勤奋好学的人才，[illegible]，做了[illegible]，令人欣慰。李[illegible]大夫也是一位难得之才人也，[illegible]，[illegible]，[illegible]。[illegible]

南通市良春中医药临床研究所

[illegible]

[illegible]

[illegible]

夏安

朱婉华

2006.6.8.

南通市良春中醫藥臨床研究所

[illegible]

[illegible]

[illegible]

[illegible]

南通市良春中醫藥臨床研究所

[illegible]，[illegible]由其家人陪同[illegible]，[illegible]

[illegible]！[illegible]，是一大贡献！

脑瘤发病率，日渐增多，您的宝贵经验，望

[illegible]推广传授，以嘉惠病员，功德无量！

[illegible]

[illegible]

[illegible]！　　朱良春

2009.4.24.

第四编 脉证领悟治病备录

一、学习中医的感悟

1. 学好经典，继承发展

“中国医药学是一个伟大的宝库，应当努力发掘，加以提高。”这是伟大领袖毛主席对中医的高度评价和期望。中医伟大，伟大中医，伟大就伟大在它有四大经典，经久不衰的理论体系，疗效可信，是我们国家的国粹，在五千年的历史长河中，中医对中华民族的繁衍、生息和健康做出了不可磨灭的贡献，至今在现实生活中仍然是我们解除疾病的选择。至于谁来发掘、怎样提高、怎样继承，那就需要依靠热爱中医的一代一代人，而且是高级的中医人才。对中医执着，入了中医这个道，从不徘徊，不动摇，沿着这个道一直走下去的人，才能担当起发掘和提高中医的重任。

“思求经旨，演其所知”，被称为中医经典的《黄帝内经》《难经》《伤寒论》《金匮要略》《神农本草经》等著作，文字严谨，理论性很强，具有很高的继承价值，对实践具有很高的指导意义，因而这些是高层次的中医基础，是中华文化的重要组成部分，充满文化、历史、哲学的“味道”，这些高深的经典理论，常记，常背，常思，常想。经典常常使人顿悟，从而悟出中医的精髓。笔者读过不少书，历代医家能起沉疴、去痼疾、挽救危重急的医案，都含有经典思维和经典方药的影子。经典要背得滚瓜烂熟，才能领悟出验之临床的东西。

全国评选出的30名国医大师，年龄都在80岁以上，工作时间都在50年以上，有的跟随师傅学习，有的出身书香门第，他们从小背经典、用经典，群众认可他们的疗效。我们认识的邓铁涛、朱良春、张学文，在他们的指导下，我们领悟到中医不是慢郎中，也能治重急危症。

中医的核心是阴阳、五行、藏象、经络。中医是特色的生命科学，具有丰厚的文化底蕴，是中国古代思想指导下的医学，人文科学渗于其中，中医的思想体系是整体的、辨证的、科学的，中医不仅能治病，还能治大病，能破解世界医学难题。中医的诊断手段是望、闻、问、切。中医的精髓是辨证论治。中医有雄厚的群众基础，而部分学者或者西医认为中医只能治慢病，有的认为西医治标，中医治本，也就是说重危病症，西医治得差不多了，让中医收收场，调养调养。一句话“有公鸡叫天亮，公鸡不叫天也亮”，这是对中医的误解，也是对中医存在认识上的问题，也是对中医的挑战。

中医能不能当主角，中医能不能在治疗急危重症中发挥主导作用，就看能不能做到“经典不能丢，继承是根本，发掘是前提，师传是捷径，创新是蹊径，疗效是关键”。

笔者是医科大毕业的，自从入了中医这个道，痴迷地走过了40年，笔者热爱中医，读《黄帝内经》《伤寒论》感到很亲切，很执着，也很受益。

人常说西医治标，中医治根，为什么中医能治根呢?《黄帝内经》讲："阴阳者，治病之根本也。"所以阴阳是纲，纲举目张，阴平阳秘，精神乃治。有一位患者请笔者去会诊。患者姓李，63岁，咳嗽，发热，咳铁锈色痰，汗出，腹泻，1日3次，X线拍片，提示右肺下大叶性肺炎，患者用青霉素过敏，用退热药起一身皮疹，因高热不退而咯血，又腹泻，患者有些萎靡不振，脉洪大，从脉证上分析是两个病证，一个是阳明病证，另一个是太阴病证，阳明证用白虎汤，太阴证用理中汤，服3剂药后热退泻止。内科主任与主管大夫都感到中医很神。对待这么一位患者，不用管他是不是炎症，而是用中医的思维去思考问题，他家属后来拿出一个中医处方让笔者看，用的是金银花、连翘、板蓝根、麻黄、车前子，为什么这个病热不退、泻不止呢?这个病不在表，不是肺寒，而转入阳明和太阴，不要见热就发汗，见炎症就用金银花、连翘，见腹泻就用车前子。这是中医西化的处方。因而得出这样一个结果，用经典指导临床，要辨证，更要对症，对症是辨证的基础，更是辨证的效果。

有一次，遇到一位双足跟剧痛的患者，被两人扶着来诊，X线拍片提示双足跟骨刺。医院当时动员他做手术，患者拒绝。予以封闭治疗，患者曾发生过休克。在这种情况下，笔者想到李时珍在《本草纲目》中描述到："察见牙齿日长，渐至难食，名曰髓溢病。用白术汤漱服即愈。"齿为肾之余，由肾所生，肾主骨生髓，骨与髓是异名同类的东西，牙齿日长，就似髓满则溢，故名为髓溢病，髓为什么能溢出来?这一定是身体约束骨髓出了问题，骨髓属于水类，这就联想到五行学说，土克水，土属脾，脾失功能，说明土虚，当然发生水溢现象，髓溢了，牙齿就会变长，用白术补脾土，来控制髓溢，增长的牙齿就缩小了。那么用白术能不能治疗骨质增生呢？骨质增生也叫骨刺，骨钙跑到骨面形成跟骨上的赘生物，这与骨髓外溢相同，于是用白术150g煎汤500ml，浸泡双足底，每日3次，每次30分钟，5天后痛止，10天后骨刺消失。

通过以上两个例子，要牢固地树立在中医的理论指导下，中医能够治病的思维，而且和西医一样能治大病、重病，不仅能解决20世纪的问题，而且能解决21世纪的问题，还能破解世界医学难题。

有位患者得了糖尿病，最近一段时期烦躁不安，夜不能卧，有时汗出，疲乏无力，他说很多专家都说是糖尿病损害了神经系统，用过安神镇静剂也不顶用，心情十分紧张，都说他没法治了。按中医理论分析问题，用中医的理论指导临床，不要按照一说是炎症就想什么中药能消炎，一说到病毒就去考虑什么中药能抗病毒，一说到糖尿病就想到什么中药能降糖等，这种思路方法不叫中医，这样下去怎么能提高疗效呢？笔者认为这位患者是《伤寒论》中提到的阳明病中的白虎汤加人参证。由于阳明热盛，伤津耗气，里热盛，扰乱心神而烦躁不安，热盛迫津外溢而汗出，热盛伤气故疲乏无力。白虎汤加人参就是清热、益气、生津的方子。服了6剂药后诸症消失，血糖也降下来了，为什么呢？热一消除，没有热邪扰乱，心神也就不烦了，没热邪迫津，汗也就不出了，没有热邪伤气了，再加上人参益气生津，就不疲乏了，如果不按照中医的思路、思维去考虑，是解决不了这个问题的。

以上所述，中医的经典著作蕴藏着中医的基础和精髓，所以现在学习中医必须学好经典，还得读原著，没有别的小道可走，必须走经典这条道路，振兴中医的关键是提高中医的临床疗效，提高中医的临床疗效关键是培养合格的中医，培养出合格的中医关键是读书，特别是四大经典和历代名家的名著。

要牢固地掌握经典，使用经典，那就要做到“今日不通，明日再读，今年不精，明年再读”，必须坚持。总之，读经典绝不是三年两载的事，更不是三两个月的事，读经典是一辈子的事。

如何能学好经典，孔子在《论语·学而》篇里即谈道：“学而时习之，不亦乐乎？有朋自远方来，不亦乐乎。人不知而不愠，不亦君子乎？”这是治学的诀窍。“学而时习之，不亦乐乎”，时习之不单纯是复习的问题，而是认识的问题，理解的问题，是实际的问题，应用的问题，学中医的经典，能否达到不亦乐乎，谈经典确实感到枯燥乏味，那怎么找乐趣呢？坚持一个信念，持之以恒地坚持下去，但重要的是要做到学以致用，在用中看到了效果，就有了乐趣，与朋友们一起交流，听取新经验，不是快乐的事吗？学习就得开放，克服保守思想，要有创新，绝不能“独学而无友，则孤陋寡闻”。“人不知而不愠，不亦君子乎”，学中医要是不能耐得住寂寞，三年两载就想出名，屁股坐不实在，那就坚持不下来，就会半途而废，这类的中医者大有人在，改行不少，中医先生就成西医大夫了。学中医就得成为一个铁杆中医，一定要沉潜下来，十年、二十年、三十年，人不知而不愠，这样才能学好中医。

2. 学《伤寒论》医治大病

《伤寒论》是伟大中医宝库中的精华，具有强大的生命力，张仲景遵循《黄帝内经》，博采百家众方，提出辨证论治的理论体系，仲景学是医魂，是破解医学难题的一把金钥匙，仲景的辨证之法，使我们洞察病机，治病治源，从病机统治百病，在反复实践中，才能悟出些许道理。

笔者曾收治了一位农村妇女，姓王，42岁，因头痛、呕吐、暴盲而入院，诊见发热无汗，头项痛，脉浮，腰椎穿刺脑脊液中检出结核分枝杆菌，双眼底出血，血压140/100mmHg，脉浮，头项痛而无汗，纯属表证，给予麻黄汤，第二天得畅汗，小便增量，头项痛减轻，眼痛减轻，目赤症退，血压正常，可见到模糊人影，而后以通窍活血汤加减，经过两周后终于复明，血压平稳。这一例病案治疗没有受结核性脑膜炎的西医名的束缚，而是按《伤寒论》的提纲，脉之所在，病之所在，脉浮、头项痛，太阳无疑，由于寒袭太阳之表，玄府闭塞，寒邪结于内，气机逆乱上冲，邪无出路，遂攻于脑，也攻目而盲，邪之来路即邪之出路，故用麻黄汤发汗，随着汗出，小便得利，邪结于眼底的瘀血或结节也随之消散。可见《伤寒论》的汗法及治水肿之奥妙，一个“汗”字，通过发汗，可通利九窍，宣通脏腑，从而消肿散结，活血消瘀。

廖某，52岁，因脑出血左侧肢体瘫痪三个月，住院治疗好转后回家休养，在此期间瘫痪，肢体拘急，难以屈伸，有酸麻胀感觉，近日来因感冒，小便困难、大汗不止、脉浮虚，予以桂枝加附子汤：桂枝15g，白芍20g，甘草10g，附子15g，地骨皮15g，地肤子15g，太子参5g。服后第二天出汗，患侧肢体发软，第四天大汗止，患侧可伸屈。

患者大汗不止，曾服中药，取效甚微。关于汗证，《伤寒论》

有文可寻，发汗后，汗漏不止，其人恶风，小便难，四肢拘急，难屈难伸，桂枝加附子汤主之。服后不仅大汗止，同时瘫痪的肢体也可屈伸，本案对我们有个启示，《伤寒论》早就对脑卒中偏瘫提出了治法，笔者借此在治半身不遂中受益匪浅，领悟到学好《伤寒论》才能用好《伤寒论》的思维和经典的方药起沉疴、除痼疾，可治疗疑难病症。

房某，19 岁，女性，患有大腿内侧中段骨肉瘤，恶性程度很高，手术以后，又广泛转移，已转移至肺部和腹腔，近两个月疼痛非常厉害，要靠吗啡、杜冷丁才能维持最多两个小时，不用麻醉剂，不服止疼药，晚上根本不能睡觉。最近疼痛越来越重，又出现恶心呕吐，一点东西也不想吃，而且口苦，患者拿来厚厚的一堆检查资料，让参考一下，不管是骨肉瘤还是转移癌，因为是中医，就得拿出中医望、闻、问、切的手段来检查，取得中医证候的各种信息，这位患者口苦，默默不欲饮食，又有心烦喜呕，脉弦细紧，苔白厚而腻，提示它是《伤寒论》中的少阳病，就应该按少阳病去思考，绝不能按癌症这一思路，因而开了小柴胡汤加苍术、白术，患者服了 3 剂，疼痛大有减轻，也不用止痛药了。而后察其脉证的变化，前后服了 20 剂中药，体重增加，精神好转，食欲增加，行动自如。有一次开学术会议，有人问，你是为何用小柴胡汤治癌症疼痛的，如何思考的？认识到中医的证很重要，切脉更重要，这个病说明少阳经有病，少阳经气血郁滞，出现了不通则痛的病症，调整了少阳之气，疼痛就解决了。中医的辨证论治，最重要的是谨守病因病机，如张仲景讲道：“观其脉证，知犯何逆，随证治之。”就这么十二字真言，不管疾病千种万种，疾病谱如何增加，按照这十二字去做，就可以一通百通，以不变应万变，取得疗效。

李某，女性，42岁，临汾市尧都区人，2005年8月13日因突然感到剧烈头痛、头昏、恶心、呕吐，在乡医院急用甘露醇脱水治疗，但因患者对甘露醇过敏而出现皮肤出血点，并很快出现口眼㖞斜、周身发痒、头疼、呕吐，呈进行性加重，急来院治疗，CT诊断为蛛网膜下腔出血。入院后患者头疼欲裂，频繁呕吐，气促咳痰，精神恍惚，视物不清，六脉弦滑，辨为肝胃不和，肺失肃降，气血逆乱，上蒙神明，治宜镇肝息风，调理脾胃，降逆醒神。方用铁落、龙骨、牡蛎、半夏、柴胡、当归、代赭石、防风等药，服3剂后全身皮疹消失，神志稍清，但呕吐、头疼不见好转，此时采用《伤寒论》中的吴茱萸汤配合治疗，头疼、呕吐稍有缓解，但又出现下肢浮肿，夜眠不安，左侧肢体麻木，软弱无力，脉沉涩，改用补阳还五汤合吴茱萸汤：吴茱萸、干姜、铁落、龙骨、牡蛎、牛膝、代赭石、半夏、赤芍、红花、桃仁、丹参、地龙、地榆、生地黄、珍珠母，连服10剂后诸症缓解，在服药期间曾服用安宫牛黄丸等药，并输入速尿和地塞米松、注射用七叶皂苷钠，均未出现不良反应。本案确诊为蛛网膜下腔出血，开始采用甘露醇降低颅压，但因药物反应而停用，颅压再次升高，头疼加重，患者垂危之际，按照止血、降颅压、利水、抗过敏的原则符合西医理论，但因过敏而使病情加重。在这紧急关头，笔者脑海里浮现出医圣张仲景在《伤寒论》的一句话："干呕吐涎沫，头痛者，吴茱萸汤主之。"心悟到与蛛网膜下腔的主症头痛、呕吐相似。证属胃寒反肝、肝胃不和、痰饮上冲，血犯于上，以病证分析，采用吴茱萸汤治疗后诸症减轻。通过这一案例，我认识到经典是更高层次的中医基础，其核心是阴阳、五行、藏象、经络。无论任何证都离不开辨证论治，中医治疗疑难大症，渗透着经典的思维和方药。立法遵循《内经》《难经》，辨证紧扣仲景，才能解决不少医学难题。

李某，男性，49岁，1996年3月专程来求医。患者因脑血栓形成见左侧肢体瘫痪，活动不灵，上肢肌力Ⅲ级，下肢肌力Ⅲ～Ⅳ级，头有时左右摇摆不定，说话时上下牙齿叩击有声，偏瘫侧站立时，震抖不稳，手抓东西时振动欲坠。曾经中西医治疗一年余，不见好转，专门来笔者院治疗。见患者精神欠佳，面色无华，手足震颤，强力控制亦不能停止，情绪波动、精神紧张时更为严重，手足并抖。舌淡、苔薄白、脉细虚，根据个人经验，给予自拟镇抖汤以温经通络、滋补气血。方药组成：制附子15g，干姜12g，桂枝10g，党参10g，熟地黄10g，白芍10g，当归10g，水煎服。连服6剂后，再次来诊：头摇、手足发抖明显减轻，继服上方化裁10剂，来诊时左侧瘫痪的肢体活动有所好转，令其站立行走时，足能着地而不发抖，手抓实物不颤抖。脑出血及脑血栓形成后患者偏瘫，会有部分患者出现手足颤抖症状，持续时间较长，直接影响患者的生活质量，而且久治难愈，故为临床疑难病症之一。笔者拟镇抖汤治疗抖动的原理，应当从颤抖的病机说起。一般而言，抖动属阳气虚弱，气血不足，筋脉失于温养。阳气虚弱则使手、足、头抖动不止。为什么偏瘫之后抖动症难以治愈呢？笔者以为，偏瘫一般是由高血压引起的，而大多数医家不敢多用阳热之品，生怕引起血压再次升高。附子乃大温大热之药，究竟能不能用，理应遵循“有故无殒，亦无殒也”的原则，只要有此证便可用此药，这就是必须打破常规。仲景《伤寒论》中指出，“身瞤动，振振欲擗地，真武汤主之”，自然也应属于此类情况，并不忌用温热之品。本例患者，证属阳气不足，筋脉失温，采取温补阳气以养筋脉，使阳气振，使精血补，故能有效。

姚某，女性，33 岁，2005 年 7 月 21 日以脑瘤术后来治疗。患者体胖，约 90 千克，平素身体健康，于 2005 年 5 月 15 日早晨起床时突然右侧肢体麻木、站立不稳、畏寒怕冷，急送医院诊治。经核磁共振发现：左侧脑部可见 3cm×2.5cm 脑膜瘤。后经手术取出瘤体，活检确诊为良性脑瘤。术后不到 1 个月，脑膜又膨出颅外约 2.8cm×2.5cm 大小，瘤体有水囊感，前来我院行 CT 确诊为脑瘤复发。患者当时面色苍白，语音低微，表情淡漠，畏寒怕冷，纳呆少食，呕吐频繁，间断性抽搐，脉迟沉。中医辨证：癥瘕，寒气凝结，脉络不通，依证立法，宜投以麻黄附子细辛汤原方：炙麻黄 15g，制附子 30g，细辛 10g。服用 3 剂后，抽搐渐渐停止，尿量增加，膨出的脑膜瘤缩小。右侧肢体仍然瘫痪，经用补阳还五汤加减，并采用吸氧疗法半个月后，患侧肢体可以抬动，上肢已动。继用当归 20g，茯苓 50g，泽泻 30g，人参 20g，附子 50g，麻黄 10g，红花 20g，丹参 20g，车前子 60g，独活 20g，羌活 20g，半夏 15g，乌药 15g。服用 20 余天，头皮塌陷，复查 CT 显示瘤体缩小至 1.2cm×0.5cm，患者肢体开始活动，前臂已可抬起。继用针灸和药氧疗法治疗，食纳增加，体重减轻，精神好转。通过对此病例的治疗观察，笔者体会到：采用温热药物治疗脑瘤，具有显著疗效。据有关文献记载，多数肿瘤病学者都认为以活血化瘀、软坚散结、清热解毒之法治疗脑瘤，应当是大家共同遵守的原则。然而，岂不知肿瘤发生的最主要原因是阴长阳衰、寒血凝滞、瘀血内结，因而笔者提出治疗肿瘤应以温通脉络、消散肿块、化痰散结为大法，以附子为君药的麻黄附子细辛汤加味，继承医圣张仲景在《伤寒论》中所载的麻黄汤，用辛温发汗之法，解开皮腠，通调水道，使尿量增加，脑压下降，瘀血得化，从而起到热能化冰、斩关夺将、破阴回阳、辟秽开络、散结活血、起血得利、经络得畅，脑瘤顽疾自可消减，以至消失而痊愈。

二、观其脉证，随证治之

学好脉诊可破解难证，张仲景说：“观其脉证，知犯何逆，随证治之”，为学习中医指出一条正确的道路。虽后世方书盈千累万，欲求效，皆不出这十二个字。这是对《黄帝内经》所有理论运用于临床的高度概括，是对中医治病的科学性的高度概括，可谓医家度世之圭臬，千古不易之法门。故仲景堪为万世师表，无怪乎后人尊其为“医圣”。

在脉证这个核心里，脉比证还重要。如果说脉证是中医核心的话，脉则是核心中的核心。

孙思邈说：“夫脉者，医之大业也，既不深究其道，何以为医者哉!”中医诊病，靠的是望、闻、问、切四诊。脉虽然排在最后，孙思邈却给予其极高的评价，且认为不深入研究脉，就不是一个合格的中医。为什么？因为脉诊是四诊中最重要的一环，甚至是起决定性作用的一环。

清代毛祥麟说：“切脉、辨证、立方，为医家三要，而脉尤重。盖脉既明，自能辨证，而投药不难也。”中医看病关键在于“明脉”，并且直接关系到临床疗效。

《黄帝内经》曰：“善诊者，察色按脉，先别阴阳……能合色脉，可以万全。”可见这是事关中医临床疗效的一等一的大事，这样我们就知道孙思邈为什么称脉诊为“医之大业也”。

然而中医看病凭的这“三个指头，一个枕头”看起来虽然简单，却不是那么容易掌握的。

正像吴鞠通说的那样：“四诊之法，唯脉最难，亦唯脉最为可凭也。”所以《黄帝内经》的162篇里，讨论脉象的就有30余篇，而《难经》的81难，前20难说的也是脉诊。足见脉诊对于一个中医来说是何等重要！

过去，老百姓请中医治病，俗称为“看脉”，意思是“看脉”二字可以代表整个诊病过程与医生学识技术之高低，这是千百年来中国老百姓在请中医看病时的切身体会。事实也是如此，一个好中医，必然精于脉诊，换言之，只有精于脉诊，才能当一个好中医。

写到这里，想起朱丹溪在《格致余论》这本书里讲过的一件事，即他前去拜罗知悌为师，结果“蒙叱骂者五七次，趑趄三阅月，始得降接”。朱丹溪去拜师，却遭罗知悌的多次叱骂，而朱丹溪还在人家门外坚持守候3个月，如此诚心才感动了罗知悌，才被接纳。那么罗知悌究竟有什么过人之处令朱丹溪如此执着？朱丹溪叙述道：“罗每日有求医者来，必令其诊视脉状回禀，罗但卧听，口授用某药治某病，以某药监其药，以某药为引经。往来一年半，并无一定方，至于一方之中，自有改补兼用者，亦有先攻后补者，有先补后攻者。”原来罗知悌的高明之处是凭脉状（亦可理解成脉证）用药，而尤精于脉诊，朱丹溪这才“大悟古方治今病焉能吻合？随时取中，其此之谓乎”。所谓“随时取中”，亦仲景“观其脉证，知犯何逆，随证治之”也。朱丹溪拜罗知悌为师，原因就在于此。

清代周声溢在《靖庵说医》中举了一个例子也很能说明问题。现抄录于下："医家切脉之道，不可不讲求也，吾尝闻吾友邓春舫之言矣。春舫，湖北荆州人，居于沙市，其医学极精，善用经方，经方可以借用，其医经之熟可想而知。当时余未习医也，闻其言曰：'学医者先切脉，脉既熟而后可以开方。'历述其学医之初，先考求切脉之法，从其师遍历病家，彼先切脉，始而述其脉状，告知于师，师切之而辨其非，久之而立方矣。陈之于师，师为之则改而点定之。三月之后，脉与方皆与其师符合。而后闭户读书，所读之书，皆至精而至要，一年之后，百医百效矣。"邓春舫正是抓住切脉这个要领跟师学习，才在短期内成为治病高手。

由此可见，脉诊是直接关系到中医临床水平的大问题。如果说中国医学是一个伟大宝库的话，那么脉诊就是宝中之宝、重中之重。有了它，在临证中心明眼亮，如在夜航中见到明亮灯塔一般，离开它有如盲人行路。

中医经典及历代名医对脉诊重要性的论述，绝非空穴来风，只是我们今天学习中医受西化的影响，去古圣先贤甚远。关注点总是什么病该用什么方、什么药，而极少研究什么脉该用什么方、什么药；虽然也诊脉，但指下茫然，只好根据问诊得来的征象，以成方经验为用，乃至以方测证，本末倒置，疗效大打折扣。而尤有甚者，妄论"中医不能停留在三个指头、一个枕头上"，貌似创新，实则大谬！

为什么要将脉诊的重要性提得这么高呢？西医发展得很快，检查手段一日千里，已发展到分子学水平，以化学、生物学、物理学等检查手段去诊断疾病，如全自动化分析仪、免疫检查仪、CT、DR、MRI已达到很先进的水平，中医大夫只开这些检查单来诊断疾病，那就不是一个中医大夫，中医创新前途广大，中医西化价值不大，中医改姓退化既大，中医僵化死路一条，中医西化半死不活，中医进化生机勃勃，西医检查出来的结果代替不了中医的望、闻、问、切。中医是怎样去治病呢？中医大夫要爱中、信中，才能姓中，作为中医人要认识到位，感情到位，举措到位，要不就做了西医的俘虏，张仲景在《伤寒论》中讲道："观其脉证，知犯何逆，随证治之。"我们中医从脉上观证，诊脉是中医的特色。西医把中医挤在一边了，你怎么舍得把切脉丢掉呢，中医能当主角，还是只能当配角，中医能不能在危急重病中发挥主要作用，就在于我们能不能做到经典不能丢，继承是根本，发掘是前提，师传是捷径，创新是蹊径，疗效是核心。

中医要想治好病，不能受西医思维的影响，如见炎症就消炎，见癌症就抗癌等；按照西医的思维用中药很难治好病。

不管西医说的什么病，临证永远要抓住脉证这个核心，治寒以热，治热以寒，虚则补之，实则泻之。其目的就是把不正常的脉证恢复到正常状态，也就是中医常说的阴平阳秘。从而使患者恢复到原本的自然状态，而这样的人就是没病的人。

医院治疗成千上万的脑梗死、脑出血、脑瘤患者，遵医道，主脉理、主其法、主其药、不主其方，一人一脉，一人一方，主温热、益扶阳，益气活血。通过解决其反常的脉证，使其恢复到正常的脉证，病愈之半。

比如笔者治愈过很多风湿类的患者，只是以脉证判断其肾虚和瘀血，采用补肾和活血化瘀、疏经活络，使其恢复到正常人的状态。其方如下：炮附子2份，土鳖虫3份，白僵蚕3份，地龙3份，川牛膝3份，桂枝2份，桑寄生3份，祖师麻3份，千年健3份，鹿衔草3份，野丹参2份，天麻3份，杜仲3份，羌活3份，独活2份，乳香3份（制），没药3份，茯苓3份，川续断3份，狗脊3份，秦艽3份，当归3份，白芍3份，木瓜3份，木香2份，甘草1.5份，威灵仙4份。

以上按比例磨成粉装胶囊，1粒0.3g，1次吃5粒，1天3次，坚持服用，切不可未见效即停药，告之"得病如塌墙，治病如抽丝"之理。

大病、小病、难病乃至肿瘤癌症，皆是通过解决不正常的脉证，而使其恢复到正常的脉证，使其恢复成一个正常人。正常人就没有肿瘤、癌症，就没有心脑血管病、糖尿病等，"观其脉证，知犯何逆，随证治之"，这就是中医治病的全部道理，这就是不用任何仪器，只有"三个指头，一个枕头"的古老的中医可以治病的全部道理，再换成现代人的话，叫中医治的是得病的人，西医治的是人得的病。

怎样能切好脉呢？《难经》脉法如练习一呼一吸脉行六寸，练久了就能计算出脉行至何处，何处有病；如浮取、中取、沉取，则是按《难经》上说的往三个指头上粘豆子，逐渐加码。春弦、夏洪、秋毛、冬石是四季平脉，只有掌握了平脉才能摸出病脉。然后，初学脉时老师不让摸人的手腕，而是让摸河里的水。河流好比大地的血脉，它在四时（早午夜晚）的变化，犹如人脉的变化，掌握了河脉的变化，有助于掌握人脉的变化。乍暖还寒的初春，把手插进河水中摸着固定的绳子细切"春弦"，炎夏头顶烈日摸着河水练"夏洪"，秋风送爽，一手举麻雀，一手抚雀背。每当季节变化的日子，哪怕是半夜，也摸着自己的脉体会几点几分几秒从一个季节的形状改变到另一个季节的形状。

掌握脉诊的技巧，是中医的奥妙，不让患者开口便能诊出何病，所以患者求诊时，往往让医生看脉后说病。但脉诊不是容易的事情，往往心中明了，指下难明。脉诊既易也难，如迟数以数字计算，比较容易，而浮沉两脉，到底浮在哪里，沉在哪里，难以琢磨，但它是有形有物的。那么究竟如何区分脉，脉学所言“木在水中行”的感觉是什么？笔者曾做过一项实验，取一块长5cm、宽1.5cm、厚1cm的长木条，漂浮在盛水容器中，闭目静神体会按木漂浮的感觉。当手指轻轻地按在木块上，向上下起伏时，才有木在水中浮的灵感；当按木块起伏运动感觉木块有向上的推动力时，犹如水运行碰撞手指腹的感觉；如再把木块向前推走，按木起浪，木块在水中荡悠悠的感觉，这不是浮，而变成洪脉。经反复在患者脉上体会，才领会到《濒湖脉学》所言：“浮如木在水中浮……拍拍而浮是洪脉，来时虽盛去悠悠。”再如芤脉，手指下感觉是内空外实。当笔者诊到危急患者时，有脉无血犹如按气球的感觉。笔者深深体会到古人所说的芤脉究竟为何。芤脉者，死脉也，正如《濒湖脉学》所言：“浮大中空乃是芤。”那么沉脉又如何诊出，笔者做过尝试：把两根铅笔放在一起，两笔之间系一根线绳，当用指腹摸铅笔时，只能按到铅笔突起的部分，而线绳不可摸测。当你在两根铅笔之间用力诊察，就可感到指腹之下线绳柔软的感觉。我们把这一感觉用到患者身上，正如《濒湖脉学》所言，“水行润下脉来沉，筋骨之间软滑匀”，水的特性是湿润而下行的，沉脉也如水流一般总是在筋骨之间，故诊察沉脉轻取不得，重按始应。

滑脉如珠滚动，只是一个形象的说法，而无真正常识，如何感觉脉来如珠子滚动，使人难以理解。笔者曾做过一个实验，做一个木制长方形小槽，把 5 个玻璃球放在其内，把小槽放入盛水盆中，小槽在水中，球在小槽中滚动，指腹一前一后、一来一往，反复体会球在指下滚动如珠的状态，把这一感觉用到患者身上时，有了相似的灵感，就是滑脉。

脉学是科学的、真实的、有形有物的，是反映四诊八纲的征象所在，说明脉诊是统领八纲的。

2018 年，临汾某医院神经内科邀笔者会诊一位脑卒中患者，其人高热 12 天，体温在 38～39℃，白细胞 11.2×10^9/L，腰椎穿刺脑脊液。自觉特别怕冷，夏天三伏天还穿着羽绒服，右侧肢体瘫痪，说话没有力气，脉象浮而濡，脉浮数而热，脉濡属湿，而苔白厚似一层面粉，舌苔中心色黄，从脉判断属湿热过重，以清热利湿、芳香化湿、扶正祛邪治法投药：生石膏 20g，滑石粉、党参各 30g，知母 30g，连翘 30g，薏苡仁 30g，佩兰 10g，苍术 15g，藿香 15g，甘草 10g。令其 4 小时服药一次，共服药 3 剂，热就退下来了。此证只在望诊、问诊去思考很容易被判断为风寒感冒，但从脉得知是暑湿热证。热了 12 天，治疗 3 天就退了热，身不热了，瘫痪的肢体也有所恢复。

笔者还治过一位 50 岁的老妇，其人子宫大出血，一蹲下就出血，当到了她家时已出了半盆血，弄得床上、地下都是血，观其面色苍白，语言无力，脉微细甚弱，马上煎了 50g 高丽参送服，就不出血了。还有一位妇女来月经多天一直不止，兼有脱肛，脉沉细弱，令其服人参 30g，连续服了 3 天，经血就止了，脱肛也好了。书上没有说人参能止血，但上边两个例子的脉象都是气虚，用人参补气就能止血。因为气是血之帅，用人参止血必须掌握脉为沉细弱，其中寸沉弱能用，如果关尺脉沉弱不能用，而如果是浮和数均不能用，用了就等于火上加油。

笔者体会到中医治疗疑难病，是凭脉用药，像我们中医，在西医大医院工作，西医让你会诊就是要看中医的水平，否则要你中医干什么？中医就是去解决西医解决不了的问题，破解西医破解不了的难题。

笔者曾经跟师父看过一个怪病，后来问了一些专家，他们都没有见过。患者姓王，女，42 岁，平素正常，只是不能上楼和上坡，上则眩晕、倒仆，但不抽搐，不吐涎沫，让人看了感到害怕，曾经于多家医院求治无效，在北京、太原、西安等大医院治疗近两年的时间，用 MRI、CT、B 超等各种先进仪器也查不出是什么病，按神经治疗无效，按阿—斯综合征治疗也无效。有些大医院以“不知何病而推辞”，只好回家静心调养。后请师父诊治，诊其脉，寸脉大而兼实，关尺脉沉而细小，断定为气血郁停上焦，难于流注中下二焦所致，上楼、上坡则郁血上奔，冲击脑部，故眩晕仆倒，走平路无激动，故安然无恙，下楼、下坡，则血气下注，故亦平安。师父就用了怀牛膝、代赭石、半夏、芍药，3 剂药即痊愈。经过了三年多休养，患者又回到了工作岗位，还到泰山旅游，上下自如，胜过常人，此证若不依脉诊治，怎么断其为气血郁停上焦，只用了两味下行药就把这怪病治好。

在学习和临床实践中，笔者逐渐体会到诊脉的重要性，在诊病时有了它，马上心明眼亮，如在夜航中见明亮的灯塔一般。

1）脉沉细微弱——戴阳证医案

患者李某，男，58岁，襄汾永固人。因突发神志不清、口眼㖞斜、左半身不能活动，急送医院，CT确诊为脑出血（大脑内囊出血20ml）。入院后病情逐渐加重，经输液脱水、抗感染、强心、强呼吸等措施，在第五天突然昏迷加重，发现头部发红，颈部强硬，面潮红，下肢冰凉，经院方会诊一致认为是回光返照，病入膏肓，立即通知家属病危出院，患者回家后邀请笔者去会诊。当时已是子丑时分，患者重昏迷，头面颈发红，呼之不应，痰湿壅盛，双下肢凉如冰，脐周围发凉，其脉象沉微，如丝线应指，细脉萦萦，血气衰，脉细而软，按之欲绝，脉微极软而沉细，沉者重按筋骨乃得，像投水，如裹砂，内刚外柔，脉细直软，总观脉为沉细微弱，痰湿心闭形成的下真寒上假热危急之症，也就是《伤寒论》所称戴阳证。证属：戴阳证。治则：扶助元气，收摄浮阳，温热救逆。方剂：四逆加人参汤（附子100g，甘草50g，干姜15g，人参30g）。煎法：上药煎半小时约300ml，每隔2小时煎1剂。用量：鼻饲100ml，灌肠100ml，药氧100ml，每隔2小时使用上法300ml。经过10小时，5剂四逆加人参汤的抢救，患者先睁开眼睛，呼之可应，可以饮水。四逆加人参汤治戴阳证有文字记载，但此方从未治过脑出血，笔者当时考虑过敢不敢用温热法治脑出血，怕用热药后出血加重，想到人参大补元气，附子回阳救逆，附子之毒，又有斩关夺门回阳之效，《中国医药大辞典》述附子有复苏脑细胞的功能，对神经细胞有兴奋作用。因而不宜用西医的诊断来影响用中药的治疗，从脉治证是可以助效的。这位患者复苏后用补阳还五汤加附子，服15剂后半身不遂好转，进而用瘫痪康复丹巩固3个月，自己可行动自如。

2）脉沉欲绝——闭脱相兼医案

患者张某，男，69岁。2007年11月2日患者左半身突然活动失灵，倒在厕所。当家人扶到床上时已经昏迷不醒，急送某县医院抢救治疗，CT诊断脑出血，因病情危重急转本院，症见面色微红，大汗出，湿透内衣，手足厥冷，如戴阳证，又闻痰声辘辘，二便失禁，神志昏迷，呼之不应，牙关紧闭不张，两手紧握不开，脉浮大而软，按之中空外实，状如葱管，属大虚之候。沉取欲绝危症，从脉分析中风入脏，闭脱相兼，病情十分危急，按戴阳证处理，用真武汤无疑，但痰声辘辘，两手紧握，口噤不开，一派闭窍证候，CT证实为脑出血，要用大量附子100g，会不会引起大出血，为了慎重起见，附子50g、人参50g煎药汤100ml，鼻饲2小时。待病情有好转，立即用回阳救逆的四逆汤加人参，附子100g，人参80g，干姜50g，甘草60g，水煎300ml，每隔30min鼻饲100ml，微微汗出，手足转温，体温升高，在场的医生和家属赞不绝口，附子真是斩关夺门的灵丹、回春之仙药。经过5小时的救治，脉为洪大数，洪脉指下极大，来盛去衰，来大去长，洪脉在指下的感觉是极其粗大的，来的时候显得势极亢盛，去的时候是缓缓减去，要在较多的时间内才能消逝，这叫“去衰”。洪脉是指阳热亢盛。根据这位患者原来是沉欲绝脉转为洪大数，说明阴证转为阳证，这时给患者安宫牛黄丸、羚角钩藤汤来平肝息风、清心开窍。10天后患者出现转机，神志清楚，痰声消失，二便正常，病情稳定，但是患者仍遗留左侧肢体瘫痪，怕冷，苔白，脉沉涩，证属阳气不足，气虚血瘀，投以补阳还五汤加附子和人参，配合手足三针疗法和足针疗法，停中药改服瘫痪康复丹，每次5粒，1日3次，2个月后能扶杖单独行走，针药并举又治疗2个月后生活自理。这个患者是脑出血的急性期，发病很危急，昏迷瘫痪，牙关紧闭，喉中有痰，两手紧握，证属闭证，但出汗，二便失禁，手足厥冷，脉沉欲绝属于阳脱证，阴阳绝病情危重，按常规讲，给热药怕出血，给凉药怕伤阴，阴阳再脱，病情更加危急，但有一分阳，就有一分生机，就有一分救治机会，人参、附子投入后病情好转，后改为大剂量附子、干姜、甘草等回阳救逆的四逆汤加人参，因干姜配附子而出汗，阳气冲逆固脱，因汗出伤阴，阴闭出现，急用安宫牛黄丸和羚角钩藤汤，昏迷清醒，痰息风停，病情稳定，因输液过多，阴盛阳虚，畏寒怕冷，病侧肢体发凉，投以温热化瘀之品，加针灸，特别用足针，终得满意疗效。脑出血急性期又戴阳又闭脱，首先选择回阳，此时投附子急救，是取胜的关键，如左顾右盼必误生命，应以借鉴。

3）脉浮细而弦——脑出血

患者王某，男性，59岁，2002年10月8日求治。患者突然头晕，昏仆倒地，不省人事，面色昏暗，抽搐牙紧，口角流涎，左半身瘫痪，四肢发凉，口眼㖞斜，开始在县医院救治，不见好转，处于半昏迷状态，两侧瞳孔大小不等，对光反射减弱，做CT诊断为脑出血（内囊出血）。医院来请笔者会诊，舌淡苔薄，诊其脉浮而细弦，浮脉举之有余，按之不足，如微风吹鸟背羽毛，如木在水中浮，浮而大；细脉者，细来累累细如丝，应指沉沉无绝期；弦脉者，弦来端直，似丝弦。证属：阳虚阴盛，闭塞清窍。治则：温热抑阴，辛温开散。方药：附子60g，细辛3g，白附子15g，防风15g，黄芪60g，甘草30g。煎法：附子、细辛、甘草先煎，后加其他药物，煎300ml，灌服，每隔1小时100ml，连灌3次。患者3小时后清醒，并急欲进食，随即服用阳和汤，该患者口角流涎，左半身瘫痪，四肢发凉，抽搐牙关紧，面白，属阳虚肝风；而口眼㖞斜，半身瘫痪，昏迷不醒属中风阴闭，用温热开散法救闭开窍，复苏醒脑，阳虚并除，半身瘫痪康复。

4）脉虚沉迟而涩——半身不遂医案

患者李某，男性，63岁，山西省大宁县人，2006年9月15日前来就诊。患者于半年前突然右半身不能自主运动，肢体强硬，屈伸困难，畏寒怕凉，还没有入冬就穿一身棉衣，兼有语言不利、口眼㖞斜、便溏、下肢肿胀。来就诊前曾用丹参注射液、灯盏花素、丹红注射液治疗两个月，不见好转。来院就诊时，舌质暗淡有瘀斑，脉虚沉迟细涩，按至筋骨乃得沉脉，沉迟主痛冷；细脉细直而软，如丝线应指，细为血少气衰；涩脉与滑脉相反，往来艰难涩滞，有如轻刀刮竹的脉象，主气滞。证属：阴盛阳衰，气血不足，血瘀经络。治则：温热除寒，活血化瘀，通经活络。方药：真武汤加减。附子150g，干姜30g，肉桂30g，黄芪60g，当归20g，赤芍30g，川芎30g，桂枝15g，牡丹皮15g，木通3g，通草3g，香附15g，甘草80g。服法：每日1剂，1剂煎2次分服，早晚温服。屈伸困难加穿山甲20g；语言不利加蒲黄20g、远志15g；口眼㖞斜加白附子10g、白芍15g；肢体麻木者加威灵仙15g、伸筋草15g；便秘者加芦荟10g、番泻叶6g、火麻仁30g、郁李仁15g；小便失禁者加益智仁60g、乌药30g；上肢瘫痪者加桂枝15g、桑枝15g；下肢瘫痪软而无力者加怀牛膝15g、川续断30g。在服中药期间配合瘫痪康复丹可取得满意效果。

半身不遂是脑出血、脑梗死后留下的一个重要症状，以一侧肢体运动失灵为主要表现。笔者经过长期的观察发现，脑出血、脑梗死之前的表现为阴虚姿态，而脑出血、脑梗死之后为阳虚姿态，如肢体屈伸痉挛，手足不温，半侧身凉，便溏，脉虚、滑、涩都是阳虚的表现。所以对半身不遂的治疗按“水无热不沸，冰无热不化，气无热不行，瘀无热不散”的新理论，王清任以前用八法八方来治疗半身不遂。王清任认为半身不遂是气虚血瘀，采用益气活血来治疗脑卒中引起的半身不遂，笔者在其基础上提出温热法以真武汤为代表，加用益气活血药，经过千例患者的观察，临床疗效有效率提高了20%。根据对半身不遂的患者观察，一半阴一半阳，采取平衡阴阳，调控阴阳，使阳虚的一半恢复正常，从而达到五行的相生相克，保持动态平衡，使人体元气平和而健康。

半身不遂的实质，阴阳失衡，气虚血瘀，经络气血不续，在治则上以温热化瘀、温血续血、调和阴阳，重附子以救逆回阳，复苏脑细胞，兴奋、激活神经细胞，使肢体功能恢复。

5）脉细弦数——偏身麻木医案

患者张某，58岁，2007年6月2日来院就诊。该患者平素头晕，有时眼花，遇事易急躁，爱发脾气，心烦口苦，有时阵阵汗出，患者前几日出差坐车感受风邪，突然感到右半身麻木，手足软弱无力，活动不灵，舌质红，舌苔薄白，脉象细弦。细脉是脉细如线，应指不足；弦脉是血管紧张度高，其脉形端直以长，如按琴弦，主肝病；数脉指比正常人多一至，是热的表现。证属肝阳不足，肝经郁热，阴阳不调。治则：清肝育阳，养肝柔筋。方剂：清肝息风汤。柴胡15g，黄芩10g，薄荷3g，防风15g，菊花10g，钩藤30g，鸡血藤10g。煎法：诸药清水泡1小时，煎0.5小时，煎2次，兑在一起2次分服，早晚各半。

6）脉浮大滑数——偏瘫有孕医案

患者焦某，女性，38岁，2008年9月10日来院就诊。患者因头晕、左半身麻木、肢体软弱无力，在某医院医治，CT诊断为基底节腔隙性脑梗死，经红花注射液、灯盏花素注射液治疗半个月后诸症消失。后于10月份因感受风寒，右侧肢体活动受限，上臂抬举困难，CT诊断为脑梗死，经活血化瘀、益气活血、通经活络治疗，右下肢体活动自如，右上臂仍活动受限，继用丹参注射液、血塞通等活血药治疗，现因右上腹痛急诊来求诊。

询问病史停经2个月，右臂抬举困难，近日输红花注射液已5天，突然感到腹痛。诊脉：寸大关滑尺数如雀啄。寸脉大，大为浮脉，举之有余，按之不足，浮大有力为气血足。关脉滑，滑脉如珠，应指往来流利，血盛则脉滑，女子关滑必有胎。数脉在退，肾气充。总观寸大关滑尺脉数为气血冲，为孕脉。腹痛脉数为实热证，有流产之兆，因活血而反治也。证属：怀孕，脑卒中。治则：安胎稳胎。方剂：安胎定风汤。菟丝子50g，五味子20g，升麻30g，艾叶15g，钩藤15g，白术50g，防风15g，鹿角胶30g，阿胶20g。煎服法：上药浸泡500ml，煎至300ml，倒出再煎，加水1500ml煎至600ml，600ml药水浓缩300ml，早晚各半服之，患者因脑梗死反复加重，连续用活血药，但不知怀孕而续用活血药引发腹痛，加之半身不遂。详细脉诊为寸大关滑尺数，往来流利，为典型的妊娠脉，治以补肾养血，祛风保胎，半身不遂的肢体活力有加。

上述病案告诉我们诊脉之重要，不可见风治风，犯了问证使药的错误。

7）**脉细无力，尺脉弱——小便失禁医案**

患者乔某，女性，63岁，2007年10月5日来诊。患者既往有高脂血症、高血糖症、高血压病、高黏血症、头晕、耳鸣，于2007年9月27日音不出声，舌体萎软，偏唇不正，左侧肢体瘫软，腰膝酸软，有时心悸气短，小便失禁，舌质暗淡薄白，脉细无力而尺脉弱。

证属：阴损及阳，肾气亏损。治则：滋补双肾，缩泉利尿。方药：益智仁60g，乌药20g，升麻20g，山茱萸20g，枸杞子15g，茯苓15g，山药50g。服法：连服20剂。

上证因肾气不能上奉舌本脉络而成的音不出声，脾不足，气血亦虚，小便失禁，阴损及阳，肾气虚，膀胱气化不利，关门失去约束能力，用缩泉补肾的药物来治疗小便失禁，肾主骨，肢体瘫痪恢复。

8）**脉沉细弱——痴呆医案**

患者胡某，女性，75岁，洪洞县人，2008年2月3日来诊。患者高血压病多年，于2007年3月早晨穿衣服时觉左上臂无力，穿上衣伸不开袖子，急送医院，CT诊断为脑梗死，而后渐渐加重，出现神呆，目光不活，言语迟钝，昏痴健忘，甚至出现呆坐不语，舌苔薄白，舌质暗淡，脉沉细而尺弱。尺部的脉沉反映肾的病变，肾主髓，通于脑，肾虚脑衰；细脉见真阳不足，总观沉细弱脉，久病及肾，肾阴肾阳俱受耗损，肾主生髓，脑为髓海，因脑海空虚，不能供养元神之府，而出现痴呆、健忘诸症，气不能上达，瘀于血中，脑髓失养，清阳不得。脑气与脏腑之气不接，导致记忆紊乱，而发生痴呆。

证属：肾阳虚损，脑窍失养。治则：温阳补肾，活络开窍。

方药：附子30g，龟甲30g，鹿角胶15g，阿胶12g，杜仲15g，怀牛膝30g，麦冬10g，黄柏10g，当归10g，丹参15g，菖蒲15g，远志15g，紫河车2g（装胶囊随汤分2次服）。服法：每日1剂，连服30剂。而后服胶囊，1次5粒，1日3次。方解：紫河车益气补精血，杜仲、怀牛膝补肝肾、强筋骨，龟甲补髓益脑。鹿角胶、阿胶补髓养血，菖蒲、远志开窍醒脑。这方剂对60~70岁的老人及日久不能康复的脑梗死、痴呆有特效。

9）脉浮紧弦细——口眼㖞斜

患者冉某，女性，36岁，2007年11月3日来诊。患者因坐公共汽车在窗边受风，下汽车又急急忙忙赶坐火车，大汗淋漓回到家的第二天清晨，突然发现左侧面部口眼㖞斜，口角流涎，咀嚼食物时滞于右侧齿之间，说话也不流利，四肢拘紧，第三天兼有偏身麻木，肢体软弱无力，轻度发热，舌苔薄黄，脉浮细弦紧。浮脉是指脉位浮浅，以手指轻放在腕部桡骨动脉上即可取得此脉象，浮主表证；紧脉状如牵绳索，用手摸脉给人一种绷急紧张的感觉，紧脉主寒，紧脉是肌表感受风寒的一种脉象；弦脉两端平直就似张开的弓弦一样，系琴弦一样挺然于指下，弦脉主风。

口眼㖞斜是由于正气不足，脉络空虚，卫外不固，风邪乘虚而入，正如《金匮要略》中所说“脉络空虚、贼邪不泄，或左或右，邪气反缓，正气既急，正气引邪，㖞僻不遂”，这里指出了受邪一侧面肌弛缓瘫痪，相对健侧面肌拘急，故牵引唇向健侧㖞斜的道理。

证属：经络空虚，寒风直中。治则：祛风通络，温经散寒，疏肝化风。方药：柴胡15g，龙骨30g，牡蛎30g，丝瓜络10g，附子15g，白附子15g，防风10g，羌活10g，赤芍20g，当归10g，香附15g。

口眼㖞斜一症常用的药方为牵正散，经临床实践，口眼㖞斜之脉多浮紧弦细，主证为肝风所扰，气血不足而引发之症，疏肝祛风，养血通络，取其治风先治血，血行风自灭，也就是养血活血，有利于达到祛风的效果，疏肝调血，调节心理平衡状态。一般来讲，面部肌病最易伤肝，笔者多年来使用疏肝安神法治疗面瘫取得了一定经验，尤其是方中加香附，选气中之血药可理气又疏肝，面瘫10余剂奏效。

10）**脉虚——失语（风证）医案**

患者张某，男性，63岁，西桥庄人，2008年7月8日来诊。患者平素无任何病症，血压不高，血糖不高，在地里拔草，突然头疼、眩晕，猝倒不语，咽中噫噫，舌强难言，右侧肢体无力，但能活动，急送县医院求治，但疲乏无力，口齿不清，语言闭塞。来诊时已半年不能语，伸舌困难，舌体活动受限，脉象虚。虚脉产生的机理是气虚不足以运气血，故脉象无力，血虚不足以充于脉，故脉虚而不语。

证属：风证失语。治则：补五脏味，行五脏气。方药：附子50g，肉桂15g，麦冬20g，五味子30g，升麻30g，山茱萸30g，蝉蜕10g，甘草30g，郁金20g，麻黄15g。用法：每日1剂，连服20天。

上述病例，经补五脏之味，行五脏之气，因为语言謇涩由身体转动不灵而引起，舌体与经络有密切的关系，心脉系于舌根。脾脉连舌本，散舌下。肝脉循喉咙之后，上入颃颡。肾脉循喉咙挟舌本。肺脉与喉盖相关。上述心、肝、脾、肺、肾五经抵达舌本经络，如气血虚无力或脉络通行不利则可发生失语。阳津不能上奉养喉舌本者，主病在肾，病久肾虚，心主血，肝虚不养血；脾主肌肉，病久舌萎，舌活动无能，语言更涩。补五脏之虚，行五脏之气，气行血行，语言畅通，经过3个月的调养，语言通畅顺利。

微信扫码

- 有声读物
- 中医理论
- 阅读笔记
- 交流社群

第五编　扶阳论坛论扶阳

一、扶阳思想在脑病中的临床应用

脑病（脑出血、脑梗死、脑瘤）是危害人的较严重的疾病。自古以来，视为不治之病，医者畏之为难也，尽管国内外学者在寻找治疗脑病的好方法，但尚未见过理想之策，笔者在几十年的实践过程中，集诸家之专论，研古今各家的思维，学习历代医家对扶阳思想的继承与发展，在治疗脑病上积累了一些经验，提出扶阳论治脑病的思路与方法。

1. 扶阳思想

阴阳平衡是健康的保证，但阴阳平衡绝不等于阴阳平等。《黄帝内经》认为，人体阴阳存在“阳主阴从”的关系。

《黄帝内经》云：“阴平阳秘，精神乃治。”凡阴阳之要，阳密乃固。只有阳气饱满且处在潜藏封固的状态下，才能阴平阳秘。也只有阳气致密，无所损耗，方能固生命之本。说明阴阳的协调，关键在于阳气的旺盛和饱满。

《黄帝内经》云：“阳气者，若天与日，失其所，则折寿而不彰。故天运当日以光明，是故阳因而上，卫外者也。”就是说，阳气像天上的太阳，作用很强大，是生命的根本，是协调阴阳、保证健康长寿、抗御病邪侵袭的关键。如果阳气不固密导致“失其所”，就会折寿，就会短命。治病和养生的真谛是激发、顾护阳气。如果阳气虚衰，就会导致出现这样或那样的健康问题。

《医理真传》讲得更为具体：“可知阳者阴之主也，阳气流通，阴气无滞。”反之，“阳气不足，稍有阻滞，百病从生”。简言之，人体五脏六腑、经脉官窍、皮毛肌肉，但有一处阳气不到，就会得病。这是统摄所有疾病的主要病因。

人体正常生理是以阳为主导的、阴阳二者相对平衡协调的结果，人体疾病的发生和发展，是以阳气为主的阴阳对立统一、协调的正常关系遭到破坏。

人身阳气（命门真火）亦称真阳、元阳、元气、龙雷之火，由这些称谓便知它是人身中绝顶重要的东西。有它才有生命，无它便无生命可言。故古人认为，一切阴（四肢百骸、五脏六腑、精血津液）皆是静止的，谓之“死阴”，唯独阳（命门真火）是灵动活泼的。阳气一绝，生命便告终结，剩下的只是一个躯壳而已。这样绝顶重要的东西亦有绝顶重要的特性，宜潜藏而不宜浮越。所谓“阳不患多，贵在潜藏”。

我们在长期的临床实践中认识到，在五脏六腑、阴阳气血、奇经八脉、十二经络、四肢百骸的病程中，归纳起来为痛、瘀、积等主要的病理改变，而痛、瘀、积的形成中，十有八九与寒有关，“因寒而痛”成为痛的主要原因。用热性药痛可消失，“寒则血瘀”而用热药瘀可以消除。“因寒而积”，积指肿瘤、脑瘤，因寒而发，用热性药而解。脑梗死、脑出血、脑昏迷、脑萎缩、脑痴呆、脑瘤多因寒而成，皆是阳不化阴，阴邪成形，阳气机能消退，阴气阻滞。阳气一旦失固，寒气得以凝聚，不是疼痛发作，就是血瘀而成阴证，或者积而成肿瘤，因而提出“水无热不沸，冰无热不化，血无热不行，瘀无热不散，痛无热不消，瘤无热不解”的温热扶阳的新思维、新方法。这个理论的建立为治疗脑病开辟了一条新路，提高了治愈率，降低了致残率，提高了脑瘤的生存率。

“水无热不沸，冰无热不化”，是用生活中朴素的哲理来说明热的重要，进一步论述了热不到沸点不得沸、热达到极点才会发挥它的作用，才能达到破冰化水的效果，来引申热是动力、热是机能、热是事物发生发展的根本，沸水化冰只温不热，势单力薄，如飞机上天的一刹那就得消耗几吨油，卫星上天需要火箭的动力一样。万物生长靠太阳，为什么不说万物生长靠月亮？因为月亮的光还是太阳给的。夏天很热的时候庄稼才长得快，所以夏长秋收冬藏。

气血同源，阴阳合一，气属阳、血属阴，阳属热、阴属寒。阳行一寸，阴即行一寸，阳停一刻，阴即停一刻，阳走了阴肯定跟着走，阳化气，阴成形。阳气一散，阴体即亡。根据《黄帝内经》理论，有阳者生、无阳者死，有一分阳就有一分生机，万病皆损于一元阳气。

瘀无热不散。一个好好的人，为什么会发生脑卒中呢？气血本来循行于经络脉道，周流不止，循环往复，就像地上的河水沿着河道流淌一样，因为寒气会使物质趋于凝结黏稠，当寒气侵袭，就会瘀堵不通，如果脑脉络不通，就发生了瘀堵，这时候就会不断地调动能量（阳气），试着打通瘀堵，就像河道有瘀塞，后继的河水不断冲击瘀堵，瘀塞越积越多，脉络支撑不住就破裂而出血，瘀血阻络是脑梗死的根本因素。

现在认为脑卒中是内虚引起的，内虚的条件是阳虚，因为阳是动力，阴是物质，瘀是物质，那么为什么会瘀，阳气缺乏动力而造成了瘀。为什么这样说呢？肾藏五脏六腑之精，内含阴阳，肾藏精以化气，元气为脏腑机能活动、气血运行之原动力，正如《医林改错》谓："元气既虚，必不能达于血管，血管无气，必停留为瘀。"肾精不足，精不化血，则血少，血脉不足，血行缓慢而瘀。

清代王清任大医家发现了血瘀是诸病发生的原因，创立了五个祛瘀汤，特别是脑病中，发现了半身不遂、偏瘫麻木是气虚血瘀的结果，创制补阳还五汤，这是治疗脑病划时代的进步，推动了脑卒中治疗效果的提升，补阳还五汤中的黄芪用量达240g，在实践中对脑卒中的缓解也不十分明显。笔者发现益气不温阳，达不到通经活络、消除瘀血的目的，一定要在益气的基础上加温热药如麻黄附子细辛汤。笔者体会到益气活血不温阳，血流缓慢肢体发凉，屈曲不能伸，会留下跨栏臂、划圈腿、失语等后遗症。在补阳还五汤的基础上，加用参、附、麻、辛药后疗效提高了20%以上。我们在彩超的观察下，发现单纯用补阳还五汤治疗脑梗死的血流黏稠度，或颈动脉内斑块的消失情况，与补阳还五汤加用参、附、麻、辛药比较，斑块及血流黏稠度改变有明显的区别，用温热药和不用温热药大不相同。治疗脑梗死、脑出血应用大温大热、阳中之阳的温热之药有明显的温其血、肌、筋骨的作用。利用热之血行、热之瘀散，瘫痪的肢体才能得到恢复。

痛无热不消。在五脏六腑、风寒暑湿燥火、奇经八脉、十二经络、四肢百骸等病变中，疼痛每每都要出现，而且频率发生较多。在临床上能够把疼痛解决，就把主要矛盾抓住了。疼痛是最敏感的一个症状，解决了疼痛的问题，其他问题就迎刃而解。《素问·举痛论》讲到“寒气客于脉外，则脉寒，脉寒则缩蜷，缩蜷则脉绌急，绌急则外引小络，故猝然而痛，得炅则痛立止”。这段经文告诉我们，经脉受寒则收缩，经脉收缩则屈曲紧急，经脉受牵引就立刻发生疼痛，只要得到热气，疼痛就立刻停止。《素问·举痛论》列举了在14个疼痛的里边就有13个都是寒引起的，只有一个例子是热引起的，可见疼痛的原因就是“寒”，为什么会寒呢？与谁关系最密切呢？痛则不通，通则不痛，经络、血脉不通就会发生痛。主血脉的是心，《素问》的病机十九条讲到：“诸痛痒疮，皆属于心。”痛与心、肾有密切关系。为什么呢？心为阳中之阳，就是太阳！日照当空，阴霾自散，如果心阳足，寒水起不了作用，痛也就消失了，那么治痛的药就是附子，附子性热可直接破阴回阳而止痛。止痛方选用“消积止痛散”。

瘤无热不解。关于肿瘤是如何形成的。《素问·举痛论》言：“寒气客于小肠膜原之间，络血之中，血泣不得注于大经，血气稽留不得行，故宿昔而成积矣。”“积”指的就是肿瘤。如果是脑瘤把阳排于外，阴邪占据了阳位，血瘀、水停、积块阻滞了，清阳不升，浊阴不降，脉络瘀阻、络破血瘀、血瘀不行则为积，也就慢慢增大，肿瘤也就形成。《素问·上古天真论》中“恬淡虚无，真气从之”是为了保全真气，强调了阳气对人体生理、病理的影响，心无阳则血不运，脾无阳则水谷不能化，肝无阳则疏泄不行，肺无阳则宣降失司，肾无阳则浊阴凝闭，脑无阳则积阻壅滞。这就强调了阳气宣通的重要性。阳升则阴降，阳降则阴升，阳气布运流利是阴阳升降的必要条件，而肿瘤的病因病机为阴血积聚。阳气虚损，寒积血瘀，寒邪伤阳，因而笔者指出温热扶阳是治疗脑瘤的一大法则。

笔者体会，采用温热药物治疗脑瘤具有显著的疗效。据有关文献记载，多数肿瘤病学者都认为以活血化瘀、软坚散结、清热解毒之法治疗脑瘤，应当是大家共同遵守的原则。然而，岂不知肿瘤发生的主要原因是阳不化气、阴盛阳衰、寒血凝滞、瘀血内结，因而笔者提出治疗肿瘤应以温阳化气、温热扶阳、温通脉络、消散肿块、化瘀散结为大法，以附子为君药的麻黄附子细辛汤加味，用辛温发汗之法，解开皮腠，通调水道，使尿量增加，脑压下降，瘀血得化，从而起到热能化冰，斩关夺将，破阴回阳，辟秽开络，散结活血，气血得利，经络得畅，脑瘤顽疾自可消减，以至消失而痊愈。

2. 扶阳方法

为什么温热扶阳法能治疗脑病中的脑瘤、脑梗死、脑出血、脑昏迷、脑痴呆、脑萎缩呢？它们的理论基础是什么呢？来自扶阳思想的探源，扶阳思想的继承和扶阳思想的发展。有辛温法如桂枝汤、麻黄附子细辛汤、四逆汤。《黄帝内经》观点“正气内存，邪不可干”“邪之所凑，其气必虚”。“正”指的是什么呢？正指的是阳气。脑病发生除了与邪气有关，更重要的是阳气起关键作用，阳是动力、阳是机能、阳是生命之源。因为一切证候的消除，是在治人而不是治病，疾病是局部的表现，阳气维持整体活动的能力，阳气是用药上的进与退的准则，通过提高阳气的能力，正胜邪去，化逆为顺，提高阳气的机能是治病的重心。平乱祛邪首先扶阳，阳衰一寸，病重一寸，阳增一分，邪去一分，正邪在搏斗中，正胜邪负、邪去正安则病自愈，善护阳气是治脑病的秘诀。笔者在治疗千例脑病后总结出一个道理，温热药具有提高阳气机能的作用。

笔者在实践中摸索出来一个法则，因为阳损及阴，阴损及阳，是阳占得多，还是阴占得多，病的表现千变万化，归纳起来不外乎开与合、寒与热、虚与实，这么一些矛盾的表现在脑病的合并病当中，归纳为一开一合两大证，在开证中如发热、汗出、流泪、咳嗽、流涕、多尿、泄泻、哮喘、呕吐、腹胀、出血、黄疸、酶高、高血压、高血糖、高血脂等；在合证中如肢体痉挛、抽风、失语、尿少、尿闭、脑梗死、肠梗阻、脑瘤、癌症、脑萎缩、痴呆等。开证的病因是阳机不足，阳不敛气；合证的原因是阳不化气而成形，在治疗法则上开证宜以阳敛气，合证宜以阳化气，也就是说，合证也好，开证也罢，都与阳有关，因阴阳合一也。开为阳，合为阴。阴阳之证为什么都要以阳论治呢？因为阳主阴从。就像太阳和月亮的关系，一切能量来自太阳，不是来自月亮。中医治病就这么简单，但必须结合四诊八纲来认识疾病，分析疾病，因为人是个整体，中医治病治的是生病的人，而不是病，阴阳表里虚实寒热是施方的依据，切不可把温阳一法凌驾于八纲之上，否则会延误病情，犯治病不治人的错误。

在治疗脑病与合并症中药物加减，如心衰的患者：苓桂术甘汤加附子。肺癌患者：清肺滋阴汤加附子、升麻。泌尿结石患者：八正散加附子。高黄疸患者：小柴胡汤加附子、赤芍。乳腺增生患者：半夏厚朴汤加附子、急性子。脑瘤患者：麻黄附子细辛汤合吴茱萸汤。脑梗死瘫痪患者：补阳还五汤加附子、麻黄。脑出血、脑昏迷患者：四逆加人参汤、心脑复苏汤。多汗患者：

桂枝汤加附子、地骨皮。心绞痛患者：桔梗白散加附子、麻黄。肝脾肿大患者：柴胡芍药汤加附子。风心病患者：瓜蒌薤白汤加附子。糖尿病患者：六味地黄汤加糖维佳或附子、益智仁。以上的经验用温热扶阳法但也没有排斥八纲辨证，也不把温热扶阳法凌驾于八纲之上。

3. 温热扶阳对脑卒中的治疗

在长期的临床实践中把脑卒中的发生与发展分为三期三型，即中风先兆（阳亢型），中风期（闭证、脱证、闭脱兼证型），恢复期（阳虚型）。根据各期各型采取不同的措施，均可取得较好的疗效。

（1）中风先兆期（阳亢型）

中风先兆期有三大症状，头痛、眩晕、肢体麻木，有 30 种临床表现。五种原因：即高血压、高血脂、高血糖、高黏血症、高蛋白。脑血管有五种改变：即血管狭窄、血管痉挛、脑供血不足、血管内斑块、血管弹性差，其治疗方法为调控阴阳，平肝潜阳，滋阴活血，滋补肝肾，填精补髓，用桑钩汤、小中风汤、糖维佳等。

桑钩汤：桑寄生 12g，钩藤 15g，竹茹 6g，陈皮 12g，半夏 10g，茯苓 12g，甘草 6g。此方是中国中医科学院赵金铎名老中医的方剂。

息风汤：全蝎 12g，天麻 10g，胆南星 10g，僵蚕 10g，陈皮 6g。此方是中国中医科学院任应秋教授的方剂。

小中风汤：丹参 12g，石决明 12g，草决明 15g，血竭 10g，赤芍 12g，钩藤 10g。此方是笔者自拟方。

糖维佳：黄芪 30g，山药 10g，葛根 20g、玄参 15g，苍术

15g，麦冬 10g，生地黄 10g，五味子 10g，胆南星 15g，党参 15g，牡蛎 30g，石膏 20g，黄连 6g。此方是笔者自拟方，是专治糖尿病方。

血得平胶囊：石斛 30g，麦冬 30g，菊花 20g，玄参 20g，牡蛎 20g，山茱萸 20g，胆南星 20g，泽泻 20g，连翘 20g，蒺藜 6g，柴胡 6g，荆芥 6g，防风 6g，甘草 6g，牡丹皮 10g，黄芩 10g，肉苁蓉 15g。上药晒干，粉碎过筛后装胶囊，每粒 0.3g，每日 3 次，每次 5 粒，2 个月为一疗程。此方是中国中医科学院郑卓人的方剂，专治高血压。

（2）中风期（闭证、脱证、闭脱兼证型）

关于急性脑卒中治疗的几个问题。

第一，关于脑出血的手术指征。在 CT 诊断下，出血量 25ml 以上，积极采取手术治疗，中医要采取三不主义，不与西医争患者，不拖延手术时间，也不放弃中医治疗。手术后在最短的时间内，采用活血化瘀、温养气血等措施。

第二，活血化瘀中药在脑出血急性期能不能使用？在什么时间使用好？笔者的主张是在脑出血手术后，或者不做手术的脑出血患者，应及早地使用中药。

经过长期的临床实践，脑卒中急性期病理变化为血瘀、水停等交织在一起。在脑出血急性期能不能用活血化瘀中药呢？笔者的回答是越早使用越好，脑卒中无论是缺血还是出血皆是同源异流，脑出血与脑梗死是血瘀与水停发展的不同结果，血瘀是脑出血的主要病机，利水活血化瘀，祛除瘀血，制止出血，促进脑组织再生，符合《黄帝内经》提出的“离经之血便是瘀”的病理变化，不过在使用活血化瘀药上要适度，选用活血又止血的中药，如三七、麻黄、水蛭等，可用药氧鼻饲、灌肠等方法。

第三，温阳药能不能在脑出血急性期使用呢？有的人担心使用温阳药，会使出血量增大，担心使用温阳药后血压会急剧升高，担心使用温阳药后引起脑疝。又担心温阳后体温升高，诱发脑昏迷加重。脑出血急性期中风，患者表现为昏迷欲死、语謇、肢瘫、神昏不语、呼吸衰竭，这个时候阳气衰亡，水血瘀脑，属于阴盛阳衰的表现。

虽然头为诸阳之会，但阴气阻碍了阳气上升，浊阴下降，就会使阳气虚损。在脑出血出现亡阳、亡阴当中，均是正气外脱，虚衰已极，不管是闭证还是脱证，都是“阴阳离绝”的状态，由于阴阳互根，故亡阴伴有不同程度的亡阳，亡阳伴有不同程度的亡阴，单独亡阳、亡阴比较少见，多为阴阳俱亡，但阳气耗损极快，阳如火熄灭，脱证多以阳衰而告终。所以脑出血治疗的第一要务，应以回阳为主，重用附子大辛大热之品，可斩关夺门，破阴回阳，重用辛散宣肺的麻黄，通过其司呼吸、发玄腑、通水道、朝百脉的作用来治疗危重患者，效果显著。

脑出血、脑梗死属于中医的中脏腑危急阶段，分闭证、脱证。闭证宜开，脱证宜固，内闭外脱，则需两者兼顾。

中风闭证指脑窍闭塞，不省人事，昏迷不醒。闭证又分热闭、寒闭，热闭宜凉开，寒闭宜温开。

热闭除昏迷不醒、喉中痰鸣之外，还有面赤体壮、呼吸气粗、大便秘结、牙关紧闭，一般用三化汤（枳实 10g、大黄 10g、厚朴 10g、羌活 5g）。任继学教授在脑卒中 72 小时内必先投三化汤加蒲黄、桃仁煎服，安宫牛黄丸日服 3 粒，间隔 8 小时 1 粒。在脑干出血、小脑出血或梗死严重不适宜手术者，还可加止血活血药三七15g。

寒闭除昏迷不醒、痰声辘辘之外，还有面色苍白、四肢不温、脉迟缓，一般用三生饮（川乌15g、附子10g、广木香10g、生姜10片、人参30g）。而且大面积脑梗死、脑出血引起的闭脱相兼也都可以使用。三生饮加胆南星祛风化痰，生附子、生川乌温阳散寒，三味药为生药，取其力峻而引速，木香理气，使气顺而痰引，生姜散寒，且能解三生之毒，诸药合用，有强力祛风化痰、散寒之效。中国中医科学院赵锡武老师讲到此方妙就妙在与人参30g一同煎服，对闭脱相兼者可使用。

脱证多神昏，情志多恍惚，面色多惨淡失神，气息多急促低微，肢体多松弛无力。脱证有三大症：脉微、汗出、肢厥。用参附龙牡汤合四逆汤，重用附子100g，重用人参60g，以大剂量参、麦、味加山茱萸急救化痰。

内闭外脱出现口开、眼合、撒手、遗尿、汗出如珠、痰涎壅塞，神昏不知，既要救其脱，又要救其闭，权衡取舍，在参附龙牡汤合四逆汤基础上加胆南星、生姜、苏合香。如果脑干出血，大面积脑梗死，鼻煽，脉散大，出现呼吸功能衰竭、心衰、脑疝危象，选用心脑复苏汤。麻黄15g，附子50g，山茱萸60g，龙骨50g，牡蛎50g，甘草20g，人参15g，辛夷15g。煎服方法：势缓者，加冷水200ml文火煮开，5次分服，2小时1次，日夜连服1～2次，病势危重者，随煎随服，鼻饲，24小时内不分昼夜频频服1～3剂。

大小录验续命汤对内闭外脱也行之有效。小续命汤：麻黄15g，防己10g，人参10g，黄芩10g，附子30g，肉桂15g，白芍15g，川芎20g，杏仁10g，甘草10g，防风20g。用法有三：①药氧吸入；②药液热敷胸腹；③鼻饲灌肠。对不能行手术治疗的脑昏迷者、植物人、脑干出血者、外伤性脑破裂者等，对于脑出血手术后，可促进瘀血吸收，麻黄是辛散发汗之要药，不应禁用。

1）脑出血昏迷——续命救厥法

患者秦某，男，35 岁，山西省洪洞县人。平时高血压140～160/90～110mmHg，并有头疼、恶心等症，1999 年 1 月 28 日因所牵毛驴受惊，头部着地面，突发神志不清，右半身不遂，左侧肢体发抖，急送某院，查血压 140/100mmHg，右侧瞳孔散大，意识不清，呼之不应，牙关紧闭，膝肘僵硬，四肢缩成弓背状，全身寒战、发抖，CT 提示：基底节出血约 20ml，诊为脑破裂伤伴重度昏迷。经专家会诊，予止血、脱水、抗炎、降颅压。每天输液 2500ml 左右，予吸氧、鼻饲、导尿，经治 8 日，昏迷加重，咳嗽气促，通知家属，病危出院，准备后事。无奈之中，于 2 月 9 日急诊收入我院。患者昏迷欲死，舌僵肢瘫，神昏失语，四肢痉挛，身屈背弓，肌无弹性，骨瘦如柴，入院诊断：脑卒中，属中脏腑闭证。追述病史，平素血压偏高，后因抢救时大量液体输入，阴长阳消，阴寒收引，肺失宣化，脑窍郁闭，急用小续命汤：麻黄 10g，防己 10g，人参 10g，黄芩 10g，制附子 60g，肉桂 15g，白芍 15g，川芎 20g，杏仁 10g，甘草 10g，防风 20g。用法有四：①药氧吸入；②药液热敷前后胸腹；③鼻饲；④灌肠。每日 6 次，每次 60ml，间隔 4 小时。连用 3 日后，双眼睁开，患体肢软，抽搐停止，排出尿液，全身汗出。行头部核磁共振，结果与 1 月 28 日 CT 片对比，出血面积缩小，脑破裂伤密度减低，仍用药氧吸入、鼻饲小续命汤。120 天后痊愈出院，一年后随访，患者已和常人无异，可以驾驶汽车。

思考：主要是重用麻黄、肉桂、附子，此大温大热之药，可发汗消瘀，通畅五窍，使出血得以吸收，受损的脑组织恢复正常。

此案使笔者认识到孙思邈把“古今大小续命汤”录入到《千金方》之中，对治疗中风昏迷欲死者的奇效推崇备至，曰“大良”，曰“甚良”，曰“必佳”，曰“诸风服之皆验”，评价如此之高，绝非虚言，此案例使笔者真正体会了小续命汤的确是治疗脑出血的金方，方中强调“录验”二字，说明古人用此方即应验，所谓“续命”乃指在生命断续的情况下可续命而生之意，也意味着该患者瘫痪的肢体会逐渐得以恢复。

2）**脑出血戴阳证——温阳救厥法**

患者李某，男，山西省襄汾县永固人。因突发神志不清、口眼㖞斜、左半身不能活动，急送襄汾县医院，CT 确诊为脑出血（大脑内囊出血约 20ml），入院后病情逐渐加重，经输液、抗感染、强心、强呼吸等措施，在第五天突然出现昏迷症状，面部发红，颈部强硬，面色潮红，下肢冰凉，经院方会诊一致认为是回光返照，病入膏肓，立即通知家属病危出院。患者回家后特邀请笔者去会诊。当时已是子丑时分，患者重昏迷，头面颈发红，呼之不应，痰湿壅盛，双下肢发凉，脐周围发凉，其脉象沉细微弱，痰湿闭阻形成下真寒、上假热危急之证，就是《伤寒论》一书所称戴阳证。证属：戴阳证。治则：扶助元气，收摄浮阳，温热救逆。方剂：四逆加人参汤加味。附子 100g，甘草 50g，干姜 15g，人参 30g，麻黄 15g，三七 15g。煎法：上药煎半小时约 300ml，每隔 2 小时煎一服。用法：鼻饲 100ml，灌肠 100ml，药氧 100ml，每隔 2 小时使用上药 100ml。

经过10小时共5剂四逆加人参汤的紧急抢救，患者先睁开眼睛，呼之可应，可以饮水。笔者采用四逆加人参汤治戴阳证，古人虽有文献记载，但此方从未治过脑出血，当时考虑不敢用温热法治疗脑出血，怕用热药出血更多，但有此症就用此药，戴阳证而无异议，人参大补元气，附子回阳救逆，故有斩关夺门回阳之效，相关研究表明附子有复苏脑细胞的功能，对神经有兴奋作用。因而用中药治急症时，不宜用西医的诊断来影响中药的使用。笔者体会到中医西化死路一条，中医僵化半死不活，中医进化生机勃勃，从脉治证是可以奏效的。这位患者复苏后继用补阳还五汤加附子治疗，15剂后半身不遂好转，进而选用瘫痪康复丹巩固3个月后，基本能够活动。

3）**闭脱兼施——扶阳固脱法**

患者潭某，男，69岁，2007年11月2日初诊。患者左半身突然活动失灵，倒在厕所。当家人扶到床上时已昏迷不醒，急送某县医院抢救，CT诊断为脑出血，因病情危重急转本院。症见面色微红，大汗，湿透内衣，手足厥冷，如戴阳证，又闻痰声辘辘，二便失禁，神志昏迷，呼之不应，牙关紧闭不张，两手紧握不开，脉浮大，属大虚之候的危症。从脉证分析属中风入脏，闭脱相兼，病情十分危急，按戴阳证处理，用真武汤无疑。但痰声辘辘，两手紧握，口噤不开，一派闭窍证候，CT证实为脑出血，开始欲用附子100g，恐引起大出血，为慎重起见，用附子50g，人参20g，煎药液100ml鼻饲，2小时后病情有好转，立即服用心脑复苏汤。方药：麻黄15g，附子50g，山茱萸60g，龙骨50g，牡蛎50g，甘草20g，人参15g，辛夷15g。水煎300ml，每隔30分钟鼻饲100ml，半小时后微微汗出，手足转温，体温升高。经过5个小时的救治，脉为洪大数，洪脉指示阳热亢盛，这位患者由原来的沉脉欲绝转为洪大数，说明阴证转为阳证，这时给患者0.5g冰片冲服以清心开窍。10天后患者神志清醒，痰声消失，二便正常，病情稳定，但患者左侧肢体瘫痪，怕冷，苔白，脉沉涩，证属阳气不足，气虚血瘀，投以补阳还五汤加附子和人参，配合针灸疗法，停用中药改服瘫痪康复丹，每次5粒，每日3次，2个月后能扶杖独走，针药并举又治疗2个月后生活自理。

这个患者处于脑出血急性期，发病很危急，昏迷瘫痪，牙关紧闭，喉中有痰，两手紧握，证属闭证。但汗出、二便失禁、手足厥冷、脉沉欲绝属于阳脱证，阴阳绝则病情危重，按常规讲，给热药怕出血，给凉药怕伤阴，阴阳既脱，病情更加危急，有一分阳气，就有一分生机，就有一分救治机会，人参、附子投入后病情好转，后改为大剂量附子、干姜、甘草的回阳救逆，因干姜配附子而汗出，阳气冲逆固脱，因汗出伤阳，阴闭出现，急用安宫牛黄丸和钩藤汤，昏迷清醒，痰减风停，病情稳定。由于输液过多，阴盛阳虚，畏寒怕冷病侧肢体发凉，投入温热化瘀，加用针灸，特别是用足针，终得满意疗效。脑出血急性期有戴阳证有脱闭，首先选择回阳，此时投附子救命，是取胜的重要决策，如左顾右盼必误性命，应以借鉴。

心脑复苏汤

方药：麻黄15g，附子50g，山茱萸60g，龙骨50g，牡蛎50g，甘草20g，人参15g，辛夷15g。

方解：麻黄可破阴回阳，开利肺气，破癥瘕积聚，消坚化瘀；附子可破阴回阳，斩关夺门，回阳救逆；山茱萸为救脱之要药，可收敛元气，固涩滑脱，通利九窍，流通血脉，固守复阳；

龙牡可收敛元气；甘草调和诸药，解附子之毒；辛夷可通窍达脑。

功能：心脑复苏，抢救呼衰，扶正固本，开窍醒脑，回阳救逆。剂量大者宜复苏，剂量小者宜慢病，也可养生。

主治：垂绝之阳，闭脱之证，危重急症，脑出血、大面积脑梗死、脑昏迷、心力衰竭、呼吸衰竭、脱水酸中毒、休克等急症，如出冷汗，四肢凉，面晄白，面萎黄，鼻尖凉，喘息抬肩，口开目闭，心悸怔忡，二便失禁，神志昏迷，气息奄奄，脉沉迟微弱。

煎法：每日3剂，隔8小时1剂。病缓者，文火煎服，病势重者，武火急煎。用法：①口服法；②药氧法；③鼻饲灌肠法；④药液热敷前胸后背法。病情危重者，24小时内频频使用2~3剂亦可，病缓者日1剂。

组方思路：心脑复苏汤根据张仲景《伤寒论》的四逆汤而来，具有回阳救逆之功，在四逆汤的基础上，加人参名曰四逆加人参汤，其功能为益气固脱、回阳救逆。对阴阳俱竭，阳越于表，脉虚浮大，五脏六腑、内外表里衰竭者，可大补元气，滋阴和阳，益气固本。而后，孙思邈的《千金方》中的“古今录验大小续命汤”为中风昏迷欲死的奇效妙方。此方的主药就是麻黄，麻黄味辛，气极清，茎细中空，像人之毛窍，一茎直上，而其草丛生，故能上升又能外散，生麻黄之地冬不积雪，其茎能冲破冻地而生，有破阴回阳之力，尚能发越下焦之阳气，达皮毛之窍。凡空隙之处皆可锐而通气，肺合皮毛，故麻黄为开利肺气、通调水道之要药，善搜肺风，泻肺定喘，谓其消癥瘕积聚，又能深入积痰凝血之中消坚化瘀。不但能走太阴之经，亦能走太阳之府，因而笔者总结出麻黄有五通的作用：通血、通窍、通汗、通便、通尿。附子大辛大热，纯阳之品，有雷霆万钧之力，能斩关夺门，破阴回阳，力挽垂绝之生命。即麻黄、附子、人参、甘草可用于心脑衰竭、呼吸不足息者，但对心脑衰竭汗出者力不从心。对附子一药，量大者不敢用，量小者不顶用，只能寻找新的方药，后来笔者在任继学老师的指点下，通读张锡纯的《医学衷中参西录》，张师所创的“来复汤”（山茱萸 60g，生龙牡各 30g，生杭芍 18g，野台参 12g，甘草 6g）对寒温外感，大病瘥后，不足自复，寒热往来，虚汗淋漓，目睛上窜，势危欲绝，或怔忡，或气不足以息，诸症只见一端，即宜急服，读完这一方剂后，好像有位神仙暗中帮助一样，突然心明眼亮，对治疗急危脱证有了新的思路。张锡纯对脱证治疗有独到的见解。凡人元气之脱，皆脱在肝，故人虚极者，其肝风先动，肝风动即元气欲脱之兆也，因而提出山茱萸救脱之功，较参、术、芪更胜，救脱之药为第一，山茱萸对所有阴阳气血不固将散者，皆能敛之。在实践中，笔者逐渐体会到，山茱萸大能收敛元气，固涩滑脱，通利九窍，流通血脉，逐寒湿痹，来复汤中加用龙骨、牡蛎两味药，以其固肾摄精，收敛元气，对改变麻黄和附子汗多伤阳的弊端有功，合为参附龙牡汤，提高了破阴回阳的作用。四逆汤回阳救逆，加上麻黄、山茱萸更加强了回阳救脱的能力，龙、牡、参合于心脑复苏汤收敛守阳，元气内存。李时珍说：“辛夷之辛温走气而入肺，能助胃中清阳上行通于天，所以能温中治头、目、面、鼻之病。”（《本草纲目》）按此论辛夷之味辛走散祛邪，而取其质地轻浮，能温中助脾胃清阳之气上行达脑，治疗因中州清阳下陷，脑失所养，而元神失其调，揭示从脾胃入手益气升阳乃脑病治疗一法。加辛夷一味药更加具备了扶正固本、开窍醒脑、活血化瘀、复苏心脑、抢救呼衰、纠正全身衰竭的作用，确实起到了起死回生的神奇效果。

笔者认为心脑复苏汤治疗脑出血、脑梗死昏迷、脑危象是个新思路，为中医治疗急症找出新的思路，而现在，已经开展的MRI和CT使诊断准确率大大提高，手术治疗脑出血的新技术已成功挽救了不少急危症患者，但我们在实践中用中医中药治疗脑急危重症还有很大的空间，如脑干梗死、脑出血破入脑室的患者，因为病变在脑部所处的位置特殊而不能手术者，恰是中医抢救的强项，就应不失时机地使用中医中药，来补充西医的不足，发挥中医的作用，凡中风昏迷者皆可用心脑复苏汤。

（3）脑卒中恢复期（阳虚型）

治疗脑卒中的任务，是提高治愈率和减少发病率。可是遗憾的是脑卒中后，康复的太少，尽管国内外学者都在寻找针对脑卒中治疗的好方法，但还未见到理想之策，一是对中风先期要做到早防早治，减少发病率，二是对急性期要有好措施，不留或减少后遗症，三是在恢复期研究新理论，提出新观点，制订新方案，在恢复期把致残率降到最低水平。

恢复期偏瘫是一个重要症状，还有语言障碍，失语、语言不利，大小便失禁，记忆力减退，生活不能自理等。

经过长期的反复实践，脑卒中引起的偏瘫患者，大部分表现为“阳气不足，阴气有余”，因而提出“水无热不沸，冰无热不化，血无热不行，瘀无热不散，瘤无热不解”的新思路，多用调节阴阳，温热回阳，补肾荣脑，温热气血，补气活血，醒脑开窍，以及用大量的附子、麻黄、吴茱萸温热通血，协调阴阳，平衡五行，畅通经络，来恢复脑卒中。

患者刘某，男，46 岁，于 2004 年 6 月因突发神志不清，语言不利，昏不知人，左半身不遂，急诊入院，因病情危急，又转院，诊断为脑出血，急做开颅手术，引流瘀血 80ml，经抢救月余，脱离危险，左侧肢体瘫痪。右侧肢体活动受限，CT 提示：双侧基底节出血，破入脑室。虽然溢血引出，但遗留瘫痪，回家休养，已卧床不起 8 年，曾经多家医院会诊，皆诊为危难之症，疗效甚差，来我院之前，其妻病故，儿子肺结核，经朋友介绍寻一线希望求治，来院后四诊合参，体胖，体重 100kg，颈酸眩晕，转颈困难，扶身坐起，头倾前懈怠，腰弓背屈，头颈屈曲，左上肢微动，不能抬举，双下肢重度瘫痪，触及冰凉，牵动剧痛，CT 复查双基底节片状软化。脉沉紧涩。

辨证：阴盛阳衰，气滞血瘀，肝气不舒。

治则：温通阳气，活血化瘀。

方药：附子 60g，黄芪 200g，赤芍 30g，地龙 15g，当归 15g，川芎 30g，红花 15g，丹参 30g，羌活 15g。另加瘫痪康复丹，1 次 5 粒，1 日 3 次。因侧肢体剧痛，加服消积止痛散，1 次 3g，1 日 3 次。经服用 20 天后，疼痛有减，其他症状如故。

追问病史，卧床 8 年，又因丧妻，情绪悲观，纳呆少食，少寐失眠，脉络紧涩，以护胃养胃、健脾疏肝；方用理中汤合舒肝汤加砂仁 15g、草豆蔻 15g、莱菔子 15g、焦三仙各 15g，共饮 15 剂后，食增寐多，上肢有力，前背可移动，经治疗 2 个月后，仍感颈软眩晕，转颈困难，头颈前屈，肢体发凉。从病症分析，气滞血瘀，寒气闭阻，瘀血留脑，髓海不足，精血难奉于脑，以证施方，麻黄 15g，附子 100g，细辛 15g，羌活 15g，辛夷 15g，人参 15g，甘草 15g，红花 15g，静脉给予复方麝香注射液，另加瘫瘓康复丹和足针疗法，经过月余治疗右下肢肌力增加，可离地抬起。但左侧下肢肌力 0 级，肢凉如冰，坐起仍感困难，头俯难举，腰部无力。

根据中医经典理论分析，本病为奇经八脉病变，缘由正气邪中，痰湿内生，寒伤督脉，真阳失运，因卧日久，浊阴潜居阳位，脑内瘀血留结，深伏督脉，督脉统阳失司，当以温督脉，故重用葛根 150g。此药专利颈项，通督达脊，迎头抬起，用麻黄附子细辛汤透发邪寒，开太阳之表，开门逐盗，驱邪外透。黄芪 300g 补大气，益大虚，温督脉。白术 200g，强腰肌，增扶力，补肾虚，增肌力。冰片 1.5g 穿透攻破，兴奋阳气的冲力作用引药无处不到，辟秽开窍，引达病所。山茱萸 30g 大能收敛，固涩滑脱，通利九窍，流通血脉，适用于虚加瘀，助附子复阳。

此方名为瘫痪得效汤：葛根 100g，黄芪 300g，白术 200g，山茱萸 30g，冰片 1.5g（冲服），麻黄 15g，附子 100g，细辛 15g，水煎服，每日 1 剂。还用药氧、钩针。服此方 20 剂后，颈强头抬，双下肢有热感，左臂可举过头，手扶轮椅可行动。经过半年的治疗，目前扶之可站，双手自如。

笔者体会到，脑梗死、脑出血恢复期，不要放弃治疗，要坚持不懈。最好的医生是自己，最好的药物是时间，最好的心情是宁静，最好的运动是锻炼，不管三年还是八年，人的脑子是不会僵化的，五脏六腑、表里内外的功能是能恢复的，特别是奇恒之腑、奇经八脉的病变，得到阳气调控，瘫痪可恢复，瘫痪得效汤是行之有效的。

中风疼痛——温阳通络法

患者李某，男，37 岁，2010 年 3 月来诊。患者既往有脑卒中病史，左侧上肢不能举，下肢肌力Ⅲ级，吐字不清，经治回家休养，此次来院，因瘫痪肢体屈曲不能伸、踝关节肿胀、肘膝关节僵硬肿痛难忍住院治疗，左肢体失用，触则肢痛，屈伸不利，上肢难以举，肘膝踝关节肿胀，下肢微寒而疼痛，脑 CT 提示右侧基底节病灶已软化，舌苔白腻，脉弦紧涩。

辨证：寒凝经脉，瘀血阻滞。

治则：温经活血。

方药：自拟温阳通络汤，附子 60g，川芎 15g，白术 50g，当归 15g，麻黄 15g，益母草 15g，羌活 15g，细辛 15g，独活 15g，在此基础上随症加减，疼痛渐渐消失，瘫痪肢体也渐渐恢复。

从《黄帝内经》的观点出发，应该怎样止痛？怎么消肿呢？怎样能使瘫痪康复呢？这要从《黄帝内经》的观点发掘与提高，研究脑卒中的来龙去脉，国医大师邓铁涛告诫我们“脑病探源”。半身不遂的患者十之八九会发生疼痛，疼痛减轻后瘫痪肢体也逐渐好转，这又是为什么呢？

为什么痛与心有关系呢？心为阳中之阳，这就是太阳！日照当空，阴霾自散，如果阳气足，寒水起不了作用，疼痛也就消失了。所以治疼痛的重要法则是温阳，主要药物是附子，因为附子性属阳，是热药，可直接破除寒与水，寒水破后，水还得有个去处，因而止痛又要用到麻黄这味药的辛散作用。当然治疼痛还要加好多药物，但都离不开这一思路。

脑卒中不仅产生肢体僵直，还会出现划圈腿、跨栏臂、屈曲收引，怎样能恢复功能障碍呢？《黄帝内经》讲“精则养神，柔则养筋”，这就是说“阳气”处在静的状态下才能养精。精是什么东西呢？《素问・六节藏象论》曰：“肾者主蛰，封藏之本，精之处也。”阳气处在封藏状态，这时候就叫精，可养神。如睡眠的时候，就是养精的阶段，精力充沛，如果睡眠不好，就疲乏无力。阳气处在柔的状态下可以养筋，木曲多柔，动而生阳，静而生阴，静而养神，动而养筋，这个规律受到损害时筋就养不住了，屈伸不利，活动受限。实际上就是阳气失用导致的功能障碍，那么对屈伸的问题如何解决呢？就使用温阳药。解决了中风的疼痛问题，屈曲难伸的问题也就解决了。恢复阳气升发作用，使得障碍功能得以恢复。

脑卒中瘫痪肢体肿胀，肿胀是什么原因引起的呢？《素问·至真要大论》的病机十九条中讲“诸湿肿满，皆属于脾”。其中所讲的肿满，就是湿的现象，湿就不流通了，为什么湿了就不流通了呢？脾阳不振，脾不能运化水湿，水湿就积于筋络关节，因此我们提出温阳活血利水。

中风失眠——扶阳抑阴法

患者李某，男，61 岁。4 月份因患脑出血，右侧肢体瘫痪，CT 提示：左侧基底出血量 30ml，经开颅手术清除积血，右侧肢体半身不遂。经中医中药针灸按摩好转，上下肢体的肌力达到Ⅲ~Ⅳ级出院疗养，出院后月余来进行复查，自感全身汗出，纳呆少食，心烦不得卧，晚上失眠，脉沉迟紧，又做 CT 复查，提示左侧基底节小片软化灶，服用中药效果差，曾服艾司唑仑，感到头晕头昏，想用中药进行治疗。

脑卒中后，失眠证偏多，历代医学均按照阴虚阳亢、肝阳上亢进行治疗。《灵枢·大惑论》讲道：“卫气不得入于阴，常留于阳，留于阳则阳气满，阳气满则阳跷盛，不得入于阴则阴气虚，故不瞑也。”如不能正常地归藏于阴就会不眠，我们观察到阳气不得入于阴而引起的不眠，阴气不足而导致火的亢盛，这只是表面现象，其实往往是虚阳浮动而导致的。所以《伤寒论》第61条讲：“下之，复发汗，昼夜烦躁不眠，不呕，不渴，无表证，脉沉微，身无大热，干姜附子汤主之。”因为患者伤了阳气，阳气不足，属于阳虚不得眠，正是干姜附子汤证，阳一旦得到恢复，就可烦去而眠。

二、《黄帝内经》思想，脑病探源

1.《黄帝内经》思想概述

中医的经典著作《黄帝内经》经过长期的实践证明，积累了丰富的临床经验，其形成了一整套具有特色的理论体系，这个理论体系是后世中医学术发展的基础，其中以人体生理、病理现象的“阴阳五行学说”，说明人体内外环境统一的“天人相应”的整体观，在临床上始终起着指导作用。《黄帝内经》思想体系是中医存在和发展的根源，是中华民族的瑰宝，是医治疾病的灯塔，是攻克世界医学难题的金钥匙。全书把阴阳五行贯彻始终，“天人相应”整体观说明人体内外环境的统一性，整体观成为中医治病的原则，所以中医治病治的是“有病的人”。其衡量疗效的标准，是人说了算的，不是实验室里的小白鼠说了算。因此，《黄帝内经》思想体系概况为朴素唯物主义辩证观，精气是构成万物的本源，生命的唯物观、对立统一观、运动观、五脏阴阳观，即“天人相应”的整体观。在《黄帝内经》思想的指导下，排除疾病的痛苦，保障身体健康，使广大人民获得长寿，使衰弱多病者恢复健康。

(1)“天人相应”是《黄帝内经》思想的整体论

虽然经过几千年的变革，《黄帝内经》的学术思想还在发扬光大，其含义广博，理论深奥，意味深长，其分析天地间的现象，说明变化的原因，指出了生死的预兆，或接近于天地，或接近于人身，足以说明有形或无形都是互相联系、互相融合的。《黄帝内经》所讲的这些道理，都经过一一验证，所以在实践中，用之不绝，这的确是高深道理的根本，也是奉养生命的本源，只有深刻地去领悟《黄帝内经》思想，探索它的唯一隐义，掌握它的精神实质，才能获得全面的了解，这样去研究，往往可以得到很大的成就，就好像有神仙暗中帮助一样。

在长期的临床实践中，《黄帝内经》将人体看作一个有机的整体，人体的各个部分相互影响，相互协调。因此《黄帝内经》指出，研究疾病时，主要从整体出发，用客观的、综合的姿态，来研究和认识“有病的人”，注重分析人体功能的失调，疾病是在一种病因作用下，外感或内生的病邪，同人体正气相搏，从而导致机体内部和机体内外环境之间的平等协调关系，遭到破坏时所呈现的异常状态，治疗上依靠人体的自身能力，用药不过是借以调动人体自身组织的能力。调整机体内外的平衡协调关系，强调治疗“有病的人”。《黄帝内经》强调以“平”为期，除了追求脏腑、组织、器官间的协调作用，更强调人与自然环境和谐共处，人与外界各种生物的共存。《黄帝内经》反复指出“顺者则昌，逆者则亡”，这是中医临床思维方法的落脚点。

有位患者，从南方来北方工作，长期咽痒咳嗽，久治不愈，经过各种现代化的检查手段，说是没有病，最多是灰尘螨所致，中医看过很多次，就是去不了根，那就用《黄帝内经》的思维去考虑，用“天人相应”的观点去着手，一个人从潮湿的南方来到北方，因为不适应北方的气候，以致肺燥失控，咽痒咳嗽，用“清燥润肺汤加减”调整患者适应能力，创建体内外的平衡协调关系，服汤药7剂后，痒止咳愈，咳嗽未再复发。

（2）阴阳是《黄帝内经》思想的矛盾论

《黄帝内经》中用阴阳这一对矛盾，解释了生老病死的道理，将这一对矛盾的对立与统一应用到医学方面，它既是认识疾病、诊断疾病的办法，又是治疗疾病的措施。总结成一句话，阴阳是个纲，纲举目张，提纲挈领，《素问·阴阳应象大论》说：“阴阳者，天地之道也，万物之纲纪，变化之父母，生杀之本始，神明之府也，治病必求于本。”阴阳是宇宙的规律、自然界的变化运动，是万物产生和毁灭的规律，阴阳代表一切事物或现象的相互对立而统一的矛盾的两个方面，人体生命在活动中发展变化的关键亦是阴阳二气对立统一的结果。因此，有人说中国的阴阳学说，应当是“宇宙第一定律”，《素问·宝命全形论》曰：“人生有形，不离阴阳。”《素问·生气通天论》言：“自古通天者，生于本，本于阴阳。”阴与阳之间相互交感，对立制约，相互依存，相互为用，相互转化，相互反照，阴阳始终保持在对立统一之中。

（3）五行学说是《黄帝内经》思想的系统论

金、木、水、火、土这五个元素，以及心、肝、脾、肺、肾都是五行的内容。它是个哲学的符号，五行学说是祖先留给后人的思维工具，用来学习中医方便而应手，就像我们吃面条用筷子，何必非要换成叉子呢？

为什么说五行是一个系统呢?《黄帝内经》认为人是天地的产物，人与人类社会、自然界乃至整个宇宙，是一个紧密联系的整体，用现在的话说，就是一个系统，人本身是一个小系统，人和宇宙是一个大系统，是不能割裂开的，我们不能把人当成机器，脱离开社会和自然环境。

另外，人本身是一个系统，你把人的某一块拿出来，如心脏，你研究心，不去研究肾，也不研究肝，这不是研究中医，而是研究西医的方法。这是错误的，为什么说错误呢?错在什么地方呢?因五行学说中，心、肝、脾、肺、肾是一个系统，在这个系统中，心、肝、脾、肺、肾的功能处在一个平衡的状态，有自我平衡的能力，发挥着相生相克的作用，亢则害，承乃制，自己去平衡。

如有一位肾功能衰竭的患者，全身浮肿，大量蛋白尿，胆固醇升高，腹水明显，咳喘，疲乏无力，像这样的患者，单纯用肾主水的观点是不够的，还得发挥脾运化水湿的作用，肺的通调水道、下输膀胱的功能，肝的疏泄作用。还得发挥五行相生相克的作用，水生木，木生火的作用使阴水化气才能解决，使用苓桂术甘汤加减恢复五行平衡，病安而自愈。

(4) 从五行发展五脏相关学说

五行学说是一个系统论，是毫无疑问的，以五行学说的五行之性来类推五脏之性，而藏象学说对五脏功能的认识更多的是其功能所主，从阴阳属性和气血运化来分析，有更多的超出和不符合五行的地方，这就必须以五脏相关论归纳，因而单单把五行学说作为系统论还是不够的，因而提出五脏相关学说。

为什么要提出五脏相关学说呢?

如从肺谈起，肺的功能为主气，司呼吸，主宣发，主肃降，通调水道，在五行中属金，金曰从革，有收敛肃杀之意，肺的肃降功能应被重视，但肺还有向上升宣的功能，在生理情况下，升宣与肃降相互依存，相互制约，使气通畅，二者不可分割，但是从金的特点只能认识到肺的肃降，把肺的向上升宣放在一边，在功能上显然是不够全面的。

又如从肾再说起，肾在五行属水，水润下，但《黄帝内经》认为，肾中也有元阳，叫命门之火，是温煦人体的动力之源，仅仅从水的特性认识肾，而把阳的命门之火的功能放在一边，这也是不够全面的。

从上面提出的问题看，仅仅限于五行学说来认识五脏功能，犹如圆凿方枘，用五脏相关学说来统一五行学说的不足，也就发展了五行学说，因而五脏相关学说是用来补充五行学说的不足的，五行学说不仅是系统论，还内含着五脏相关论。

（5）五脏相关学说在重症肌无力的应用

重症肌无力是神经肌肉接头处突触后膜上乙酰胆碱受体的自身免疫性疾病，临床上分眼肌型、轻度全身型、中度全身型、急性重症型、迟发重症型、肌萎缩型，重要特点是受损骨骼肌的易疲劳和乏力，最常见的是眼周和局部肌肉的损害，表现为眼睑下垂、复视、吞咽困难；若上肢和下肢肌肉受累，则可发生行动艰难，丧失劳动力，甚至生活不能自理；若呼吸肌受损，则情况更加严重。

中医没有重症肌无力的病名，《黄帝内经》和有关文献有“睑废”“脾倦”“痿证”“大气下陷”。

如何认识此病？如何辨证此病呢？用五行学说的系统论来认

识本病，而有不足之处，那就以五脏相关理论来归纳，可以发现眼睑下垂、四肢无力、舌淡脉细多无力的常见症状，而构音不清，吞咽困难，心悸气促，由上述症状演变而来，归纳为脾胃虚损，五脏相关。

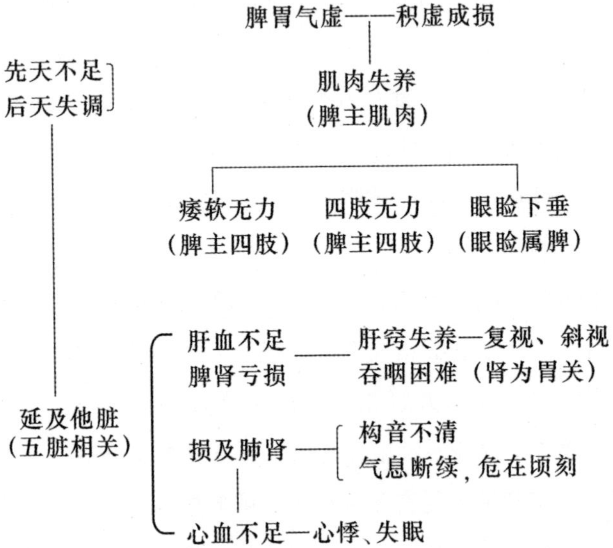

重症肌无力的中医病机示意图

五脏相关理论的思维是在《黄帝内经》思想的指导下形成的：①眼睑下垂，根据藏象学说脾胃主升主运，升举无力，而眼睑属脾，故提肌无力而下垂。②四肢无力，《素问·太阴阳明论》指出："今脾病不能为胃行其津液，四肢不得禀水谷气，今日以衰，脉道不利，筋骨肌肉皆无气以生，故不用焉。"气血不足发展到行走废退不用，而与肝、肾有关，《素问·脉要精微论》说："膝者，筋之府，屈伸不能，行则偻附，筋将惫矣。骨者，髓之府，不能久立，行者振掉，骨将惫矣。"③吞咽困难，胃主降主纳，与脾相表里，脾虚胃亦弱，则升降之枢不利，受纳无权，故泄泻，严重者与肾相关，脾肾亏损，则吞咽困难。以上三项提示脾胃虚弱，涉及肝、肾等脏。④肌肉失养，脾主肌肉，气血生化不足则肌肉失养，若病程长，则因虚成损。⑤复视，斜视，眼睑闭合不全，脾虚，复视、斜视与肝、肾有关，肝开窍于目，肝受血而能视。⑥构音不清，声音嘶哑，呼吸气短，脾虚气陷，肺气虚衰、肾虚无根致使气虚无力鼓动声门而出现声音嘶哑，脾为气升降之枢纽，气出于肺而根于肾，脾于中间，斡旋转运，使宗气充足，司呼吸，脾胃虚损则枢纽不运，聚湿生痰，壅阻于肺，故见胸闷、疼痛、气促等，脾病及肾，肾不纳气，气难归根，这一系列症状与脾胃的病理变化关系密切。⑦咀嚼无力，食水反呛，颈软头倾，躯干全身无力。吞咽困难责之胃与肾，颈软头倾进一步反映肾精亏损。《素问·脉要精微论》记载："头者，精明之府，头倾视深，精神将夺矣。背着胸中之府，背曲肩随，府将坏矣。"⑧表情呆滞、心悸、失眠因为脾胃虚损，心血不足所致。⑨情绪不稳，烦躁不安，肝亢化火，痰浊聚积。⑩呼吸困难，危象出现，脾胃之气主升，上冲于肺，积于胸中而为宗气（大气），肺司呼吸、朝百脉，中气下陷，胸中之大气难以接续，肺之升举无力，故气短不足以息，如因中气下陷，气短不足以息，或努力呼吸，有时呼喘，或全息将停，这是五脏功能败坏的表现。以上说明诸病的发生均与五脏有关，五脏相关理论补充了五行学说的不足和缺陷。

重症肌无力这么复杂的病机与脏腑、五窍、体质的关联等只用五行的首尾循环法去指导临床实践倒不如用五脏相关理论更切合实际。关于重症肌无力的治疗，补脾益损，升阳举陷，调理五脏，用强肌助力汤，此方以补中益气为主，特点是重用黄芪300g、白术200g。根据五脏相关学说，复视、斜视加何首乌。养肝补肾用枸杞子。抬颈无力、腰背酸软为肾虚，补肾加枸杞子、菟丝子。夜尿多加益智仁、乌药。吞咽困难加枳实、枳壳、陈皮、桔梗，有升有降。烦躁不安加炒酸枣仁。以上所述是五行学说的补充，而不是代替五行学说，更充实了五行体系，积累了丰富的经验，既保持五行学说又发展了五行学说，使《黄帝内经》思想体系化。

2. 用《黄帝内经》思想探索脑卒中

(1)《黄帝内经》对脑的认识

《黄帝内经》中有阴阳学说，有五行学说，有气血学说，有藏象学说，而阴阳五行学说更用于《黄帝内经》的全过程，

按照五行学说的理论，把心、肝、脾、肺、肾贯穿于五行之中，有些文字中体现了脏的重要性，但没有把脑放在五行学说之中，只是把脑放在重要地位，这是《黄帝内经》的不足之处，《黄帝内经》中“上”字提得很多。《素问・举痛论》：“怒则气上。”《素问・生气通天论》：“大怒则形气绝，而血菀于上，使人薄厥。”《素问・通经论》：“血之于气并走于上，则为大厥，厥则暴死，气复反则生，不反则死。”经文中诸“上”字在此智元之府，大厥、薄厥指的是中风期的脑昏迷。《黄帝内经》中谈到“主”神明者下安，“主”不明则十二官危，《素问・脉要精微论》把“头”字作为脑的名称，《灵枢・本神》曰：“所以任物者谓之心，心有所忆谓之意，意之所存谓之志，因志而存变谓之思，因思而远慕谓之虑，因虑而处物谓之智。”

《素问・五脏生成篇》提到：“诸脉者皆属于目，诸髓者皆属

于脑。”是说人身五脏六腑之精，十二经脉皆上注于目，所有的精气皆上注于脑。在《黄帝内经》除五脏六腑之外还有奇恒之腑，包括脑、髓、骨、脉、胆、女子胞。这里脑为髓海，髓海有余，则肢体活动敏捷有力，七窍功能正常，头脑清醒。髓海不足，就会出现头脑旋转，站立不稳，腰酸无力，这与现代脑神经功能相似。《素问·阴阳别论》说：“三阳在头。”手足三阳经与督脉皆循行于头，头为诸阳之会，而脑居其中，这些经脉大多入络于脑，可见脑又是人体阳气的汇聚之处，全身阳气皆注于脑，如果气血逆乱，升降失常，清阳不升，浊阴不降，上蒙清窍，就会出现头痛、头昏等，甚者昏厥。这与现代医学的脑出血、蛛网膜下腔出血后相似，但值得一提的是，《黄帝内经》把脑的真正功能散布于五脏。

（2）脑的生理功能

脑位于颅内，为元神之官、生命之主宰。脑藏髓，主神志，智能出焉。脑协调于五脏六腑，统辖于四肢百骸，开窍于五官，灵机现于瞳子，应于语言。脑之经脉为督脉统帅诸阳。

神志是指人的思维认识、精神活动的全部体现，即脑对外界事物的反映。神的起源与生命俱来。正如《灵枢·本神篇》所说：“故生之来谓之精，两精相搏谓之神……”神又寄托于脑中，“人始生，先成精，精成而脑髓生”（《灵枢·海论》）。可见脑与神的同时形成是人体生命活动的最早体现，人的一切精神、意识、思维、情感、记忆等神志活动都受脑的支配，脑是人体生命活动的主宰，在人体诸脏腑中居于主导地位。正如《灵枢·本脏》所谓：“志意和则精神专直，魂魄不散，悔怒不起，五脏不受邪矣。”因此，脑之阴阳调和，气血充沛，则脑主神志动静有序，内可协调五脏六腑吐纳化藏，外能统辖四肢百骸灵敏动觉，如此处事则精神振奋，思维敏捷，耳聪目明，博学强记，反之则精神萎靡，反应迟钝，视昏耳聋，健忘失认，甚至昏迷等。

《黄帝内经》中虽未明言脑有此作用，但对神志有此作用的表述颇为深刻。《素问·六节藏象论》云："凡十一脏，取决于胆也。"此胆者，意指勇气，即谓五脏六腑的功能正常与否取决于人的精神意志状态如何。正如《素问·经脉别论篇》所说："凡人之惊恐恚劳动静，皆为变也……当是之时，勇者气行则矣，怯者则着而为病也。"如《灵枢·经筋篇》曰："足少阳之筋……从左之右，右目不开，上过右角，并跻脉而行，左络于右，故伤左角，右足不用，命曰维筋相交。"还认识到了筋具有左右交叉支配的特性。脑左角受损伤，则右足不用，反之亦然，这一"维筋相交"理论早已被现代医学所证实，故中风后常出现脑部病灶对侧的半身不遂、口眼㖞斜、肢体麻木无力等运动感觉障碍。

《灵枢·大惑论》曰："五脏六腑之精气，皆上注于目而为之精……裹撷筋骨血气之精，而与脉并为系，上属于脑，后出于项中。"可见古人已认识到双目与脑直接相连，而后世医家王清任在《医林改错》中则明确指出了脑对眼目的支配作用："两目系如线，长于脑，所见之物归于脑。"他又指出，"两耳通脑，所听之声归于脑……鼻通于脑，所闻香臭归于脑"。他亦认识到口之能言，舌尝五味，皆为脑所主。据此可知，五官虽有各脏腑所主，但又总统于脑。正如明代医家王惠源在《医学原始》中所说："人之一身，五脏藏于身内，止为生长之具；五官居于身上，为知觉之具，耳目口鼻聚于首……最近于脑，必以脑先受其象而觉之，而寄之，而存之也。"他还特别强调：脑神之灵机现于瞳子，应于语言。《灵枢·大惑论》谓“骨之精为瞳子”，而“肾主骨，骨生髓”，脑又为诸髓之海，传统藏象学说中将舌比喻为脑神之苗更为恰当，髓海有余，髓神充沛，则可见目光炯炯有神，语言流利清晰，声音洪亮，举止轻快；反之则目光暗淡失神，语言謇涩含混，甚或错乱失语，失认失读，举止懈怠无力，甚至昏不知人。

（3）脑的病理特点

①诸阳之会阳易伤

头为诸阳之会，手足三阳经均循行于头，“诸阳之会”的督脉更入于脑。头为一身之巅顶，易受寒、湿、风、邪，脑络瘀阻，络破血溢，水、血瘀于脑，阴湿占据阳的位置，抑阳气渡外，而阴盛阳虚，而出现上窍阳气已伤，督脉统阳失司，即头痛、头晕，重者晕厥、麻木不仁之症。

②元神之府神易损

脑为元神之府，主宰人的精神、意识、思维及一切生命活动，故脑病常以神志异常和神机病变为主要表现。神志异常，因痰火上扰而元神逆乱者，则可见性情急躁，头痛失眠，两目凝视，甚则狂乱无知，逾垣上屋，骂詈号叫，不避亲疏，或毁物伤人，气力逾常等症。因元神被痰湿蒙扰，则可见精神抑郁，表情淡漠，神志痴呆，或喃喃独语，喜怒无常等症。七情过极均可导致元神异常，元神失其所司则可突发昏厥倒地，神志不清等症。或遭受恐吓，惊恐不宁，以致“恐则气下”，脑气虚陷。或汗吐下太过，元气暴脱，均可致元神无所依附，则可见昏愦不省人事，面色苍白，呼吸微弱，目合口开，汗出肢冷，手撒遗尿的脱证。颅脑外伤，伤经损络，或络破血溢，侵扰脑神，可见头痛眩晕，神志迷乱，恶心呕吐，甚则昏愦如尸等症。神机病变，常见于中风、脑肿瘤、脑积水、颅脑外伤等病变过程中，在伴有神志异常的同时，还多伴有神机运行受阻，所主司的肢体、五官的运动感觉功能严重障碍，或见肢体拘急痉挛，甚或角弓反张，或表现为肢体麻木肿胀、重滞无力，或手足颤摇不已，或肢体偏废失用，甚或半身不遂。七窍失司，则表现为语言謇涩，甚或失语，舌根强硬，饮水呛咳，口角流涎，目多眼泪，鼻多流涕，目光呆滞，视物昏花或复视，口眼㖞斜，耳鸣耳聋等症。

③清灵之窍易闭

《素问·阴阳应象大论》曰："清阳出上窍，浊阴出下窍。"《灵枢·邪气脏腑病形篇》曰："十二经脉，三百六十五络，其血气皆上于面而走空窍。"此"上窍""空窍"皆指脑窍而言。脑窍贵在清灵通利，一旦闭阻，则脑神失养，则可见神志昏迷、烦躁、谵语、抽搐等症；因寒气闭阻清窍，元神被困者，则可见神志模糊，语言不清，甚则昏不知人。或猝冒秽浊之气，浊邪害清，清窍闭塞，元神闷乱，则可见猝然昏不知人，口噤或妄言，面青肢冷等症。因气滞血瘀，或络破血溢，最终致瘀血内留，水津外渗，水瘀互结于颅内，闭塞脑窍者，则可形成颅脑水瘀证，临床表现为神明失主、肢体失用。

④诸髓之海髓易虚

《灵枢·海论》曰："脑为髓之海。"《素问·五脏生成篇》曰："诸髓者，皆属于脑。"髓为先天精气所化生，赖后天精血以濡养。髓海充足，元神灵机之气才得以滋养化生，其主宰生命活动方能顺利进行，内可协调五脏六腑吐纳化藏，外能统辖四肢百骸灵敏动觉。"髓海不足，则脑转耳鸣，胫酸眩晕，目无所见，懈怠安卧。”（《灵枢·海论》）。“髓海不足”则精髓升降之道壅塞失常，或为瘀血阻遏，或为瘀积压迫，以致精血难以上奉于头。

3.《黄帝内经》思想——对脑卒中病因病机探索

《灵枢·刺节真邪》云：“虚邪遍客于身半，其入深，内居荣卫，荣卫稍衰，则真气去，邪气独留，发多偏枯。”《灵枢·九宫八风篇》云：“其有三虚而偏于邪风，则仆击，偏枯矣。”《黄帝内经》对脑卒中有“正气不足，邪入中”之论述。

（1）气机逆乱而脑卒中

《素问·举痛篇》：“怒则气上……”《素问·生气通天论》：“大怒则形气厥，而血菀于上，使人薄厥。”《素问·调经论》：“血之于气并走于上，则多大厥，厥者暴死。”《素问·生气通天论》：“阳气者，烦劳则张，精绝，辟积于夏，使人煎厥。”《素问·脉解篇》：“善怒者，阳气不治，则阳气不得出，肝气当治而未得，善怒者，曰煎厥。”《黄帝内经》以怒则气逆以伤脑而立论。

（2）火扰神窍而脑卒中

《黄帝内经》认为脑卒中因火扰神窍而出现神志昏糊，迷蒙不识人等症。《素问·至真要大论》：“诸热瞀瘈皆属于火。”瞀即神志昏糊、迷蒙之义。

（3）痰湿阻络而脑卒中

《素问·通评虚实论》：“凡治消瘅仆击，偏枯、痿厥、气满发逆、甘肥贵人则膏粱之疾也。”长期嗜食膏粱厚味，可伤脾致使脾失健运，聚湿生痰，化热生风，造成风、火、痰、热内盛，窜犯经络，上阻清窍，闭阻脑络，络破血溢而致脑卒中。

(4) **肾虚精夺而脑卒中**

《素问·脉解篇》:“内夺而厥,则为喑痱,此肾虚也,少阴不至者,厥也。”什么是厥呢,指的是气机逆乱,邪气上冲于脑,引起卒暴、脑仆,四肢僵直,瘫软或瘫瘓,谓之厥。厥中有昏厥、火厥、薄厥、愈厥、尸厥、气厥、痰厥、煎厥。《素问·厥问》:“厥……或令人暴不知人。”肾虚可致厥,如《灵枢·本神》:“肾藏精,精舍志,肾气虚则厥。”《素问·调经论》“志……不足则厥。”《素问·厥论》曰:“精气竭则不营其四肢也。”即肾虚精夺可致脑卒中。

(5) **阴阳失调致脑卒中**

如《素问·阴阳气象大论》云:“年四十,而阴气自半也。”《素问·生气通天论》曰:“阴阳离决,精气乃绝……阳气者,若天与日,失其所,则折寿而不彰,故天运当以日光明。”脑卒中也不例外。综合上述,《黄帝内经》思想对脑卒中的病因病机,概括为虚邪直中,气机逆乱,火扰神窍,痰湿阻络,精夺肾虚,阴阳失调等。

4. **张仲景对脑卒中的探索**

汉代张仲景在《金匮要略》中强调正气在中风病发病中的作用。《金匮要略·中风历节病脉证并治》又有“夫风之为病,当半身不遂,或但臂不遂者,此为痹。脉微而数,中风使然”的论述,指出中风,内为气血不足,外为风邪使然。

5. **隋、唐、两宋时期对脑卒中的探索**

隋代巢元方认为中风的形成是正虚和邪袭两方面共同作用的结果,“人体有偏虚者,风邪乘虚而伤之……风偏枯者,由血气偏虚,则腠理开,受于风湿”。

唐代孙思邈《千金要方》载："中风大法有四，一曰偏枯，二曰风痱，三曰风懿，四曰风痹。夫诸急卒病，多是风，初得轻微，人所不悟，宜速与续命汤，依腧穴灸之。"孙思邈不仅承袭张仲景内虚邪中之说，而且记载大小续命汤等温络散邪之方，实为后世外风说治疗中风方药的基础。

宋代严用和在《严氏济生方》提出中风病机为"荣卫失度，腠里空疏，邪气乘虚而入，及其感也，为半身不遂"。

唐宋以前的医家多是持"内虚邪中"论者，认为风邪外袭虽是引发中风的直接原因，但脏腑失和导致的营卫不足、气血亏虚是其内在基础。

6. 唐宋以后对脑卒中的探索

唐宋以后，特别是金元时期，刘完素、李杲、朱丹溪等医家分别提出了对中风的不同认识，但都突出了内因在中风发病过程中的重要性，成为中风病因病机学认识的一大转折。

（1）刘完素主心火暴盛论

刘完素在其"暴病暴死，皆属于火"学术思想指导下，认为中风是由肾水不足，心火暴盛，水不制火所致。他在《素问玄机原病式·六气为病》云："中风瘫痪者，非谓肝木之风实甚，而卒中之也，亦非外中于风尔，由于将息失宜，而心火暴甚，肾水虚衰不能制之，则阴虚阳实，而热气怫郁，心神昏冒，筋骨不用，而猝倒无所知也，多因喜、怒、思、悲、恐之五志，有所过极，而卒中者，由五志过极，皆为热甚故也。"刘完素的这一论点指出情志失调是中风病发生的重要因素。

（2）张从正主肝风内动论

张从正认为脑卒中为病皆是厥阴肝之作也，化火生风，风性激荡，上犯于脑而发。其在《儒门事亲》中指出："夫风者，厥阴风木之主也。诸风掉眩，风痰风厥，涎潮不利，半身不遂，失音不语，留饮飧泄，痰实呕逆旋运，口㖞抽搐，僵仆目眩……肝木为病，人气在头。"

(3) 李东垣主形盛气衰，本气自病论

李杲对中风的论述如《医学发明》云："中风者，非外来之风邪，乃本气病也。"李杲已经认识到中风病的发生不是外邪引起的，而是与内因及年龄有关。他还认识到中风病的发生多与痰闭阻气血有关。

(4) 朱丹溪主湿痰生热论

朱丹溪提倡"中风大率主血虚有痰""半身不遂，大率多痰"。《丹溪心法·中风》云："案《内经》以下，皆谓外中风邪。然地有南北之殊，不可一途而论。唯刘守真作将息失宜，水不能制火，极是。由今言之，西、北二方，亦有真为风所中者，但极少尔。东南之人，多是湿土生痰，痰生热，热生风也。邪之所凑，其气必虚。风之伤人，在肺脏为多。"朱丹溪接受了刘河间将息失宜，水不能制火的内因学术观点；又认识到地理环境与中风病发病有关，阐明了东南之人"湿土生痰，痰生热，热生风"的学术观点。

7. 明清时期对脑卒中的探索

明清医家注重内外两纲并重来认识中风，但与此同时，内风论在此期得到了全面深化。

喻嘉言认为，中风是内外因共同作用的结果，《医门法律》载"而风从外入者，必挟身中素有之邪，或火或气或痰而为标耶"；尤怡支持中风有外风侵袭之因，《金匮翼》云："以愚观之，人之为病，有外感之风，亦有内生之风。”

明代张景岳认为本病与外风无关，而倡导“非风”之说，并提出“内伤积损”的论点，《景岳全书·非风》言：“非风一证，实时人所谓中风证也。此证多见猝倒，猝倒多由昏愦，本皆内伤积损颓败而然，原非外感风寒所致。”

清代叶天士明确以“内风”立论，《临证指南医案》记载：“今叶氏发明内风，乃身中阳气之变动。肝为风脏，因精血衰耗，水不涵木，木少滋荣，故肝阳偏亢，内风时起。”强调肝风内动是中风的主要发病原因。

清代王清任指出中风半身不遂，偏身麻木是由于“气虚血瘀”所致，《医林改错·半身不遂论叙》言：“若元气一亏，经络自然空虚，有空虚之隙，难免其气向一边归并，如右半身二成半归并于左，则右半身无气……无气则不能动，不能动名曰半身不遂……元气既虚，必不能通达于血管，血虚无气，必停留而瘀。”

清朝后期，西学东渐，西医理论开始渗透入中医理论，血气冲脑说就是中西医结合认识中风的重要标志。

张伯龙著《类中秘旨》，上溯《黄帝内经》，旁参西医，得出“水火内动，肝风上扬，血气并走于上”的结论。

张山雷对外风说进行了全盘的否定，反复阐明中风的病机为内风暴动，血气上冲于脑。

张锡纯《医学衷中参西录》对血气冲脑说做了进一步的发挥，将中风病机归纳为气血不足、脑髓空、肝阳肝风夹气血并走于上。他将中风脑部病分为充血与贫血，《医学衷中参西录》中说：“夫人身之血，原随气流行，气之上升者过多，可使脑部充血，排挤脑髓神经……若气之上升者过少，又可使脑部贫血，无以养其脑髓神经，亦可至于昏厥。”首次指出缺血性中风是气虚所致，并将中风分为缺血性中风和出血性中风，使缺血性中风从中风中独立出来，这使中风病因病机的研究和探讨又迈进了一大步。

8. 现代医家对脑卒中的探索

国医大师任继学在《悬壶漫录》《中国名老中医经验集萃》《中国中医药报》中三次谈中风病因病机，总结中风病的病因有三：一是情志失调，性欲改变；二是饮食不节；三是久患消渴、风头旋等疾，亦有因药之误用而使然者。在上述病因作用下，引起体内之气血逆乱，因逆致变，因变受损，因损致病，所以脑部生病。中风病的病机有二：一是脑之气街为患；二是脑中血海因体内气血逆乱而失去正常的气血上输之供养，其血脉、络脉受损，造成血络、血道循环障碍、病变而堵塞神明。他还提出中风治疗八法，分别在不同时期不同情况运用开闭固脱法、化瘀降浊法、潜阳息风法、理气豁痰法、补肾填精法、破瘀醒神法、益气活血法、通腑泻热法。

国医大师张学文在中医急症、中医脑病及活血化瘀法的应用等领域均有较高的学术造诣，创新性地提出自成体系的“毒瘀交夹”“气瘀交夹”“颅脑水瘀”等中医病机理论新观点。他认为气血逆乱、瘀阻脑络是中风病发病的关键。瘀阻脑络，其不甚者，致脑失清阳之助、津血之濡，而致缺血性中风的发生。瘀阻甚者，络破血溢，神明失司，发为出血性中风。瘀血证候贯穿中风病变的始终。其通过总结发现，颅脑水瘀是导致诸多脑病的关键病机所在，根据《金匮要略》“血不利则为水”，从而提出“水血同源并行，相互渗透，为脑主神明的物质基础，血病累水，水病及血，常相互交结为患，水瘀为诸多脑病之病机关键所在”等观点。他总结中风病发生发展规律可概括为四期六证，四期即中风先兆期、急性期、恢复期、后遗症期，六证为肝热血瘀、痰瘀腑实、气虚血瘀、颅脑水瘀、肾虚血瘀、气血亏虚。

中国工程院院士王永炎在分析当前中风发病机制研究的基础上，结合理论与实际，提出了中风病“毒损脑络”的病机假说。假说认为，中风发病是由于毒邪损伤脑络，络脉破损，或络脉拘挛瘀闭，气血渗灌失常，致脑神失养，神机失守，形成神昏闭厥、半身不遂的病理状态。王老认为中风急症患者的急性期虽有本虚，然侧重标实，标实以瘀血、痰湿为主，便干便秘、舌苔黄腻、脉弦滑为其三大特征。急性期中焦为痰热实邪阻滞，失于升清降浊，影响气血运行布达，这对半身不遂和神志障碍的恢复不利。当务之急应化痰通腑，并拟通腑化痰饮。王老发现缺血性脑卒中患者有半数以上为痰热腑实型，其原因可能与地理环境、气候因素和个体生活习惯有关，并从风痰瘀血痹阻脉络、痰热腑实、气虚血瘀、阴虚风动四个证型辨证论治。

国医大师朱良春教授认为中风急性发病主要有两种类型，一是肝阳上亢，二是痰热壅盛，蒙窍阻络。他潜心研究虫类药数十年，认为大凡治疗各种疑难杂症，在需涤痰、化瘀、蠲痹、通络、息风、定痉时，如能在辨证原则下，参用虫类药，往往可大大提高疗效，对于偏瘫仍不恢复者，加用虫类药可促进萎废之恢复，朱老还认为应尽可能将虫类药研成细末装胶囊服用，既可节约药材，又能提高疗效。

9.《黄帝内经》思想——论治脑卒中的思路与方法

脑卒中的病因病机在《黄帝内经》中就有明确阐述，脑卒中是危害人体较多的严重之病，自古以来，皆被视为不治之病，医者畏之为难也，笔者在50年的实践中，集各家之专，研古今之方，对防治脑卒中积累了一定的经验，提出论治的思路和方法。

（1）瘀是脑卒中的根本因素

一个健康的人，为什么会发生脑卒中呢？气血本来循着经络脉道而行，周流不止，循环往复，就像地上的河水沿着河道流淌一样，因为寒气会使物质趋于凝结黏稠，为寒气侵袭后，经络脉道中的血液会变得像胶质一样，一滴一滴黏稠不易流动，就会瘀堵不通，如果脑中脉络不通，就发生了瘀堵，就会不断地调用能量（阳气），试着打通瘀堵，阳气与阴气发生对立，互不相让，就像河道有淤塞，后继的河水不断冲击，越积越多，堵塞于经脉为血瘀，脉络支撑不住就破裂而溢血，瘀血阻络是脑卒中发生的根本原因。

现在认为脑卒中是内虚引起的，内虚的基础是阳虚，因为阳是动力，阴是物质，瘀是物质，那么为什么会瘀，那就是缺乏阳气的动力而造成瘀的因果关系。为什么这样说呢？肾内藏五脏六腑之精，内含阴阳，为人体阴阳之根本，肾藏精以化气，元气为脏腑机能活动、气血运行之原动力，正如《医林改错》谓："元气既虚，必不能达于血管，血管无气，必停留而瘀。"肾精不足，精不化血，则血少，血脉不足，血行缓慢则为瘀。

脑为人体至高之巅，元神之府"髓之海"，且人身之诸络，其血气皆上经于面而走空窍，"脑得五脏六腑之精气……上居于脑"方能发挥主宰神明之功能。

（2）阳虚是脑卒中的主要病理变化

古人把人体与阳气的关系比作天空与太阳的关系，如果天空没有太阳，那么大地就是黑暗不明的，万物也不能生长，大地需要太阳，所以人身的阳气调和，才能巩固它的防卫能力，防卫能力减弱就会招致病邪的侵入，《素问·生气通天论》曰："阳气者，若天与日，失其所，则折寿而不彰，故天运当以日光明。"

《黄帝内经》还讲，"阳者卫外而为固也"，就是指人体有抵御外邪的能力，这种能力就是阳气，阳气就是人体的保镖，它负责抵御一切外邪，保卫人体的安全，任何人只要能阳气旺盛，就可百病不生。脑卒中的病因重点是血瘀、水停。那怎样使血瘀而散、水瘀流畅呢？因为血液在体内的运行循环都需要阳气输布运行，津液通过阳气的气化作用，才能有脏腑正常的机能活动，才能生生不息，阳气不足，会使湿邪过重，阳气的上升减少，血流缓慢，给血瘀创造了条件，血不行则为瘀，为脑卒中创造了物质基础。

为什么阳气会减少呢？这是值得研究的问题，五脏通过神、魂、魄、意、志与大脑功能相联系，神属心、魂属肝、魄属肺、意属脾、志属肾，精神上不调和就会影响五脏功能，反过来五脏受到侵害又影响人的情志，人体呈现出阳气虚弱的状态。

现代人精神压力过大，消耗过度，身体呈现出阴盛阳衰的状态。现在损害人体精神的因素之一，是社会的信息，大脑里充满着各类信息，比如听到不好的消息，生气发火，很可能马上会感到一股气流直冲头顶，一些人会突发脑卒中、脑出血，因而说信息是污染、伤害人的，但它是无形的。冬天严寒要伤阳，而现在的夏天伤阳也严重，如每天喝冷饮、吹空调，很多伤阳的行为就是脑卒中发生的原因。

《黄帝内经》云："阳强则寿，阳衰则夭。"所以阳生阴长。

脑卒中的发生和发展以阳气为主，阴阳对立统一、协调的正常生理关系如果遭到破坏，疾病乃生。《黄帝内经》云："阴阳之要，阳密乃固。"人之生成，纯在天地之中、阴阳之内、五行之间，一切动静都随阴阳之气机而转，上下内外，息息相通。这就告诉我们阳气虚衰是发生脑卒中的主要条件。

笔者对脑卒中的治疗遵循《内经》和各家学说的继承与发展，并根据多年从事脑卒中的研究，遵《内经》之法，研古今之方，提出"水无热不沸，冰无热不化，气无热不行，瘀无热不散，瘤无热不解"的新思路、新方法，在治疗脑卒中时必须遵循病在阳者，使阳抑阴，病在阴者，用阳化阴，保持五脏六腑的功能正常不衰，经脉相通，气血调畅，确保脑卒中的康复。

在长期的临床实践中把治疗脑卒中的发生与发展分为三期三型，即中风先兆期（偏于阳亢型）、中风期（闭证、脱证、闭脱兼证型）、恢复期（偏于阳虚型），根据各期各型采取不同的措施，均可取得较好的疗效。

三、中医奥妙，执简驭繁

1. 中医之奥妙

笔者在40余年的中医实践中，始终坚守中医信念，孜孜探求，不曾懈怠，从而悟出了些中医奥妙和执简驭繁的道理。廖记于此与大家共勉。

奥妙之一　中医与中华文化

"中医"乃中国传统医学，它深深根植于中华传统文化之沃土。如将中医二字拆而解之，其奥妙可见一斑。

“中”字，即中国、中华之意。“中”字是一个大“口”字当中加了一竖，把一个口字分成两个口，左口为阳，右口为阴，恰与“黄河之水天上来”、河西为阳河东为阴有同工之妙，这一阴一阳合起来谓之道。

“医”字繁体为“醫”，其中左上之“医”指匣子里装矢之意，古代人们用矢治病，后演变成针刺。右上者“殳”则是手执砭石，而下面酉是火罐、艾灸，所以古人认为凡能通晓针、砭、灸者，即是医生，就能治病。若广义而论，古人曾有上医医国、中医医人、下医医病之说。笔者认为医国、医人、医病三者并不矛盾。因为心而身，身而家，家而国，国而天下。要正己、修身、齐家、治国、平天下就必须先祛邪治病，扶阳养生。所以通此道者方为医。

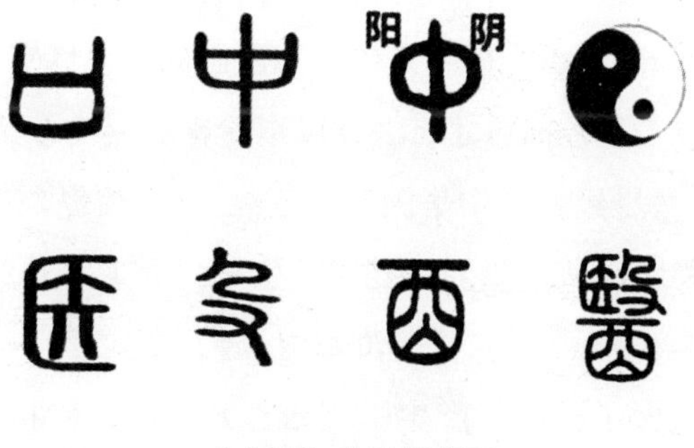

“中医”字形示意图

可见，中医二字有两义。中国之医，中医医人。狭义而论，真正的中医是把人治好了，心里通畅了，那就没有病了。广义而论，真正的上医，是把国家治理好，国强民安，天下安宁，百姓安居乐业，丰衣足食。上述可见，中医是中国传统文化的一部分，而中国传统文化也绝对不可缺失了中医。

奥妙之二　中医与古代哲学

中医的理论与道家的思想本源一致。《道德经》是我国重要的哲学著作，追本溯源，古人是先研究的道，而后才以道论医。老子《道德经》讲述道："道生一，一生二，二生三，三生万物……人法地，地法天，天法道，道法自然。"老子认为道、天、地、人四字当中都体现一个"大"字，其中道大，而人亦大，人为什么大？因为《道德经》的哲学思想认为道、天、地、人都是以人为本的，在天地万物间没有比人更高的山。人与天、地相合而为"三才"，也称作"三宝"。天之三宝日、月、星，地之三宝水、火、风，而人有三宝精、气、神。古人就是在认识了自然的同时也认识了自己，这正是以道论医的起始点。《黄帝内经》讲："阴阳者，天地之道也。"一生二，二生三，三生万物。由道而术是中医的基本特色（笔者有一篇文章专门论述由道而术是中医的特色），由道而术与由人而术是中医和西医的根本区别。

中医来源于道，而后才有医，以道论医，是中华先贤五千年智慧的结晶。《易经》是中华民族的宝典。《道德经》推动了中医理论形成。神农氏从《易》论药，产生了《神农本草经》。黄帝、岐伯从《易》论医，产生了《黄帝内经》，奠定了中医的理论体系。后秦越人做了补充，产生了《难经》。东汉末年，张仲景上承《内》《难》，博采万家而著《伤寒杂病论》，创立了中华医学从理论到临床的完整体系，这就是通常所称的"岐黄之道"。随着"岐黄之道"的继承和发展，又产生了金元四大家，特别是朱震亨的养阴学说助长了滋阴的兴起，反而对扶阳起了阻滞之作用。近年中医学术界扶阳论坛兴起，法道自然，把扶阳抑阴之道返璞归真到《周易》的境界和老子的《道德经》上来。

奥妙之三　中医与西医对比

西医侧重于实体解剖的一面，而中医则着眼于人体看不见摸不着的无形的一面。中医关注的是生命的整体，西医关心的是人体的病灶。西医是人体观，中医是生命观。西医治的是人得的病，而中医治的是得病的人。中医是玄妙的整体观，医学辨证的科学，无形的科学，是执简驭繁的医学，而西医则是直观复杂的医学。

所以中医就是中医，西医就是西医。中医的辨证理论必须融入血液里，铭刻在中医大夫脑海里，不然就要犯本末倒置的错误。有人对中医是科学，或者是无形的科学、玄妙的医学摇头不赞成而产生疑义，这完全是不必要的。笔者不禁要问：阴阳、五行、藏象、经络是中医的核心，阴是什么？阳是什么？藏象是什么？经络又是什么？看不见摸不着，那不是很玄妙吗？然而中医就是以阴阳、五行为方法论的科学理论，悬壶济世，救扶苍生，数千年经久而不衰，而且已被越来越多的现代医学实践所证实。由于中医真切而奥妙的疗效，一些西方医学家不禁预言：未来“医学的难题要靠中医来解决”。

不妨举例证之：有一位患者，西医诊断为运动神经元病。半年前突然发音嘶哑，舌头萎缩，伸舌无力而不达唇，舌苔厚而燥黑如炭，脉沉而细，尺脉为甚。重用附子治疗。方药为补骨脂20g，淫羊藿20g，菟丝子20g，益智仁20g，麻黄15g，辛夷10g，商陆15g，急性子15g，附子150g，人参10g，山茱萸30g，口服30剂，焦黑的舌苔消除，舌头增大，可伸屈自如，语言也恢复正常。笔者治疗这个患者时没有用西医的解剖学、神经学去思考，而是用中医的辨证论和方法论去思考，为什么舌萎不能运动呢？

因为舌的功能从“阳”而来，只能由“扶阳”来加强“阳”的功能，故此一个“扶阳”就治好了西医治不了的病，这就是中医的奥妙玄机所在。

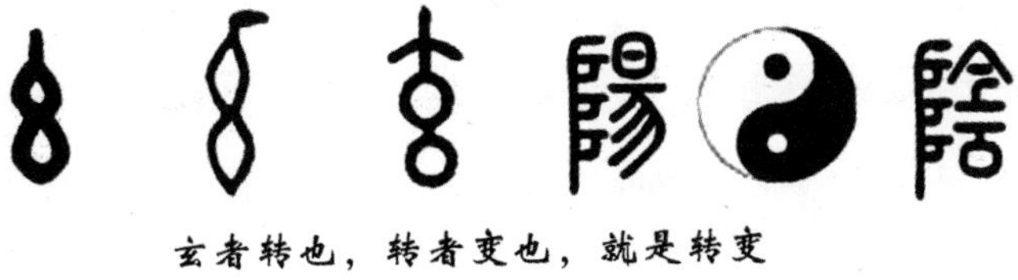

“玄”字的阴阳转变示意图

说到玄机，不妨来讲一讲“玄”字。甲骨文（上图第一个符号），金文写作（上图第二个符号），好比把一根绳子撮合在一起，一旋转就变成了这个东西，这就是玄。“玄”与“旋”音同。因为旋字一边代表阳，另一边代表阴，两个折叠起来就形成一个圆，而展开又是一个阳一个阴，因为阴阳本来就是对立而统一的一个整体。原来的阴可变成阳，而阳又可变成阴，阴再变成阳，这一阴阳的转换和变化就是《道德经》中所云“道可道，非常道”。

还有一位患者，51 岁，西医诊断是肉芽肿，属难治之症，只见其上唇、下唇都很厚，上唇向上翻，下唇向下翻，上唇肿胀约 1.2 厘米，表面不光滑，中间有三四道裂缝有渗血，还见有大小不等的小结节，下唇也增厚，但无结节和裂缝，时而疼痛发作。西医用过“三素”，也请过中医以清热解表、活血化瘀法治疗，见效甚微，已达三年余。患者体胖，乏力少动，喜卧怕冷。笔者诊其脉为关脉虚弱而涩，考虑唇为纯肉之体，唇增厚而有小结节为脾虚血瘀，湿热血阻，气虚阳虚之证，方用陈皮汤加附子，重用白术。

方药：土茯苓50g，白鲜皮50g，白术40g，白芍20g，蚤休20g，商陆15g，观音苋根15g，柴胡10g，水晶石50g，知母15g，桔梗10g，天花粉20g，生地黄20g，连翘30g，灯心草10g，甘草10g，赤芍30g，栀子15g，竹叶3g，当归15g，益母草10g，木通3g，通草3g，山茱萸20g，延胡索20g。

服30剂药后，唇薄结节消、血止。这是什么道理？因为笔者没有被肉芽肿的西医诊断所困，即便用现代化仪器也测不出嘴唇增厚的原因在哪里。而《黄帝内经》记载：脾主肌肉，健脾可祛湿而消肿；脾能统血，脾健而血止；脾主运湿，重用白术祛湿而血止。

我院心内科又有一位从他院转来的冠心病、心绞痛的患者，由于西医治疗欠佳，故请笔者会诊。其表现为心痛彻背，背痛彻心，胸憋而痛，动则汗出，心悸气喘，经心脏造影检查：冠状动脉狭窄、血管堵塞60%～75%，西医治疗需放三个支架，笔者诊其脉为脉沉细迟而弱，其舌紫，属《金匮要略》所载胸痹心痛气短，笔者用温热扶阳理气散结、敛肺复脉之法而治之。

用以下诸药以回阳救逆：附子30g，桔梗15g，贝母10g，人参20g，丹参30g，麻黄10g，细辛10g，川芎15g，甘草15g。

患者服10余剂后，胸痛大减，而后经服50剂后做心电图显示ST段恢复，倒置的T波低平。通过此例治疗，笔者认为，病主在心，而不能孤立于人身，且与肝、脾、肾、肺，乃至全身气血阴阳关系密切，相互依存又相互制约，故不得独治其心而不顾整体，以扶阳之法推动全身功能的恢复。

这两个患者都是得益于扶阳法而得救，立足一个“阳”字，收到了妙手回春的效果。

另外有位女性患者，50岁，于大宁县农业局工作，舌尖上长了如杏儿大小、柔软的肿物，只能张着口，将舌伸出唇外，语言、饮食困难，十分痛苦。在一年里，她去过广州、北京，看过七八位专家，输液、服药不少，但不见缩小反而肿大。有的专家建议手术治疗，但不敢保证说话利索。后来我院治疗，诊见舌尖肿物质软充血，随舌而动，脉数浮洪，左臂脉数大，笔者认为属于极热亢盛，积聚成瘤，属心热证，应泻火消积、清热祛邪。故选用导赤散加肉桂，方用：灯心草3g，竹叶6g，生地黄60g，玄参50g，木通3g，甘草15g，砂仁12g，肉桂6g，先后服用20剂，舌头上的肿物就消了。为什么治疗心热的“导赤散”竟然把舌头上的肿物消了呢？要用西医的思维，你怎么也不可理解，若用中医的“岐黄之道”，就觉得有道理：心气通于舌，心开窍于舌，舌为心之苗窍。“导赤散”加肉桂，可引浮游之火下行，是中医之理。因此说，医学的道理千千万，能治好病才是硬道理，这就是中医的“玄灵幽微”之处。

2. 中医之执简驭繁

中医是一门执简驭繁的医学。对于初涉中医者，往往因其繁而难得要领，因其繁而浮躁困惑。但凡积淀深厚的好中医，都懂得执简驭繁的道理。笔者认为，经数千年的继承与发展，中医学已自成理论体系，气血、阴阳、五行是其科学方法论，整体观念是其指导思想，脏腑经络是其核心内容，而辨证论治则是其诊疗特点。况且中医有其抽象性、无形性的特点，确实难，而且繁。但要是说简也确实很简。只要抓住阴阳之道即可执简驭繁，就是《黄帝内经》所说的：“阴平阳秘，精神乃治。”这里的关键是“阳秘”，阴阳是认识人体与治疗疾病的总纲，不管疾病多么复杂，患者之证如何变化，但在中医眼里都是万变不离其宗，不出“阴阳”二字，但是要明阴阳之道，首先必明阴阳之理。若能执阴阳之道，即可执万病之牛耳，所以说阴阳是中医之总纲，纲举才能目张。

除了总纲之外，指导具体辨证的还有八纲，那就是阴阳、表里、寒热、虚实这八个字，从古至今，概莫之外，随变而变，以不变应万变。再论中医的治病之法，不过“汗、吐、下、和、温、清、消、补”八个字。古往今来，名医辈出，流派纷呈，经方、时方总括以十万、百万计，但都离不开这“八法”，正所谓“八法”之中，百法备矣。

中医是医道，医道是执简驭繁的医学，当明提纲挈领之理，方能不入迷途。

再说阳损及阴，阴损及阳。疾病的形成千变万化，貌似复杂，但它却不出阴阳二字，那就是开证与合证。开证是阳损，合证是阴盛。开证表现为发热、汗出、流泪、咳嗽、流涕、多尿、泄泻、哮喘、呕吐、出血、黄疸、高血压、高血糖、高血脂、脑出血、脑积水。合证的表现则是抽风、失语、尿少、尿闭、腹水、胸腔积液、心包积液、癥瘕、积聚，各种肿瘤、脑瘤、肝癌、肺癌等。开证的原因为阳气不足，阳不抑阴。合证的原因则是阳不化气而成形。开证与合证均与“阳秘”有密切关系，不管阴证或阳证都要以阳来治疗，故以阳主阴从为法则，有阳则兴旺，无阳则衰败；无阳则病来，有阳则病愈，阴阳不是一是二，阳能主、阴就从。阳主阴从称为阴阳合一。病在阳者扶阳抑阴，病在阴者以阳化气。这就是“扶阳”学派的立足点和出发点，也是“扶阳”的玄机所在。扶阳能治百病，这一点是科学、是真理，无可置疑。综上所述，这就是中医执简驭繁之道理。

笔者来讲一讲疼痛问题，疼痛是常见的一个症状，有时很棘手。中风后，就会有风湿、类风湿、心绞痛、关节疼等。究其原因，发病机理是什么？治疗的思路与方法、有效之策是什么？如何解决疼痛这一问题？笔者经过多年研究，从经典中找出了疼痛形成的原因。疼字里面是个什么字呢？是个冬字，冬是冬天的冬，说冬就预示着很寒冷。而冬天在“五行”中是什么呢？是水，水属于北方，在《素问·阴阳应象大论》曰：“北方生寒，寒生水。”寒多结冰，所以冬天与寒有关系，没有寒就不会发为疼痛。

《素问·举痛论》讲到：“寒客于脉外则脉寒，脉寒则缩蜷，缩蜷则脉绌急，绌急则外引小络。故猝然而痛，得炅则痛止。”这段经典之论告诉我们，经脉受寒则收缩，经脉收缩则屈伸紧急，因而外边经脉受牵引，就会立刻发生疼痛，只要感受温阳之气，疼痛就会立刻停止。《素问·举痛论》列举的疼痛病例达14个，其中就有13个是寒引起的，只有1个是热引起的，阴寒就占到90%以上。再从“痛”的造字上拆解一下，“痛”字里是个“甬”，“甬”字可解为道路，“甬”的旁边再加上个走之旁就是个通字。把“甬”放在病字旁里就是个痛字。巧妙地隐喻着通则不痛之奥妙，那么，在人身受寒后到底是什么不通呢？是经络不通，血脉不通，是积不通，气血不通，瘀血不通。主血脉的又是谁呢？是心。《黄帝内经》的病机十九条讲到：“诸痛痒疮，皆属于心。”这个疼痛与心肾有密切的关系。心为坎，肾为离，心肾在五行中属于南北，北为寒，寒是疼痛的根本原因。笔者总结出的“冰无热不化，水无热不沸，血无热不行，瘀无热不散，痛无热不消，瘤无热不解”这一理论，已被收进《血管神经病学》大学教材。

对于疼痛治疗，笔者创立了一个方子——“消积止痛散”。这个方子来源于“中风散”。“中风散”在《太平惠民和剂局方》与《寿世保元》中都有记载。这个方子比较大，有人参、灵芝、何首乌、白蒺藜、川乌、草乌、石膏、天麻、川芎、白芷、生甘草各12g，细辛、荆芥、防风、羌活、辛夷、苍耳子、苍术、僵蚕、地龙、黑白附子、明雄黄、乳香、没药各6g。烘干碾细过筛成粉剂，1次2g，饭后服。凡是肿瘤痛、癌症痛、风湿痛、类风湿痛、头痛都可以使用。也可以做成胶囊剂。1粒胶囊装0.33g，1次服5~7粒。若效果不明显，可加麻黄10g。笔者治脑血管病有效的诀窍就是巧用麻黄。

3. 扶阳抑阴治心脑疾病

笔者这几年来一直从事脑病的研究，并在《中国中医药报》设《温热扶阳治脑病经验专栏》，发表了有关治疗脑病的50余篇文章，随后接到不少读者来信，也有不少单位派代表来学习探讨。从而为扶阳抑阴治疗脑梗死、脑出血、脑瘤及残留的后遗症走出了一条新路，也在扶阳抑阴治疗脑病探源上找出了一些答案。

笔者提出治疗脑病以扶阳抑阴法为主线，应从诸阳之会阳易伤、元神之府神易损、清灵之窍易闭、诸髓之海髓易虚来着手。

治疗心脑病应以扶阳抑阴、醒脑开窍、益神补水、温通辛散、温阳、利水降浊为大法。

关于治疗心力衰竭，西医用的是“毒药”洋地黄，而中医则重用“毒药”附子，均在治重危急病当中发挥了显著的作用，而若用“破格救心汤”则更显突出。特别是当用洋地黄中毒而不能发生正性肌力的时候，用“破格救心汤”治之定能发挥意想不到的作用。

破格救心汤：附子 30 ~ 100g（~200g），干姜 60g，炙甘草 60g，高丽参10 ~ 30g，山茱萸 60 ~ 100g，生龙牡粉各 30g，麝香 0.5g（冲服），本方脱胎于《伤寒论》的四逆汤和张锡纯的复脉汤。方中的关键是附子量破格于正常用量的几倍、几十倍，不重用不足以奏效。重用炙甘草用意在于可降解附子之毒性，有益于充分发挥回阳之力的持久性。

2009 年笔者和李可先生都应邀去广东省中医院讲课，促膝交谈时就不谋而合地谈到使用破格救心汤之奥妙。其中谈到如果患者到了心衰阶段，心肺衰竭、呼吸衰竭、心脏纤颤休克时，必须见到以下三症：①面色萎黄灰白，唇舌、指甲青紫；②大汗淋漓、四肢冰凉、手冷过肘、足冷过膝、丹田而温；③脉沉而弱、散乱如丝、雀啄屋漏。李可还讲，四肢者，诸阳之本，这时的寒还没有到达丹田，这就是还有点阳气，生命当存。在这千钧一发之际，不重用附子不能破此阻塞痼冷，令生命之火复燃。

2011 年 8 月 20 日，笔者应临汾市医院心血管内科之邀去会诊患者赵某，男性，53 岁，因心力衰竭住院，曾因强心利尿而出现洋地黄中毒，全身浮肿，房颤，心脏扩大，心律失常，语言不能，气息奄奄，小便不通，不能平卧，面色萎黄灰败，唇舌甲紫，冷汗淋漓，舌光无苔。诊其脉虚大沉微弱，故决定急用破格救心汤。因病情危急，附子加至 200g，炙甘草加至 90g，用开水泡药大火急煎，随煎随喂连服两剂，使病势急转，后又急煎第三剂，附子再加重，病势开始回转，逐见喘止唇舌变红，四肢转温，能言语，脉缓而微洪，危急回春。

通过这一急救病案，笔者体会到李可先生的“破格救心汤”之玄机，这个玄机就是生死关头救阳为先，这个玄机就是“扶阳”。古人云，“玄者，幽离万类而不形者也”。这个“阳”是无形的，是任何高能尖端的现代化仪器都测不出来的。

笔者曾参加过三次国际扶阳论坛会议，对卢崇汉教授讲的法，对刘力红教授讲的理，以及对来自各国的专家学者所述扶阳理论与实践的实例受益匪浅。笔者体会到，扶阳这一大法源自道家的思想和儒家的文化，在脑病的研究与治疗上提供了科学的理论向导。

笔者遇到一位膀胱癌患者，他慕四川成都火神派的卢教授之名远赴求治。笔者有幸亲见卢教授的处方：附子、干姜、甘草、人参、砂仁、豆蔻仁、女贞子、枸杞子、淫羊藿、菟丝子、补骨脂等13味药。先后三次开方，每次都有变化，药味无变时量有变，有时加减一两味药，可每次都有变化，用药50剂后，尿血停止，做膀胱镜检查结节消失大半。卢教授告诉患者，中医不像西医见膀胱癌就治膀胱的病，因为肾与膀胱相互表里，治了肾就治了膀胱的病。卢教授曾讲道：“坎为火，离为水，不知坎中有火，离中有水，水火既济自无病矣。水火不济，若一偏胜百病生焉。肾为树之根本，枝叶虽枯，能培养其根本则枝叶发荣。故阳秘者肾气旺，只治膀胱而忽略其肾失养精，伤其脾土，伤其心肺，膀胱癌能痊愈吗?”卢教授总结出收功和归根的理念“上、中、下”三法则，即上要扶阳助心脾，中要扶阳抑阴调肝脾，下要养精固阳秘。笔者认为，其方药中附、姜、砂仁、豆蔻仁和肾五味，充分体现了他的思想，堪称妙哉。

第六编 扶阳法治病验案

1. 康某，男，58岁，山西省蒲县人，在北京出差时头晕、头痛，右侧肢体麻木，血压160/90mmHg，服用降压灵、依那普利，而后入睡，晨起右侧肢体活动不便，在北京天坛医院急做CT，确诊为左基底节脑梗死，急用尿激酶、低分子右旋糖酐治疗，半个月后右侧肢体仍感无力，腰痛酸软，小便失禁，等不得准备就尿裤子，使用导尿器定时开放，一周后全身发热，控制感染后，尿失禁更加严重，尤其是晚上，被子、褥子都被尿湿，家属着急，患者受罪，医院建议用中医中药治疗，转到我处求治。

症见：面色㿠白，舌体萎软，舌淡苔白，衣服可闻到尿味，脉沉弦，尺脉弱涩，头痛，头晕，小便失禁，腰膝酸软，咳而遗尿，说话舌短，流口水。

证属：阴损及阳，肾失封藏。

治则：扶阳温肾，缩泉利尿。

方药：扶阳缩泉汤。附子30g，干姜10g，益智仁30g，乌药15g，菟丝子15g，龙骨、牡蛎各30g，山茱萸30g，磁石20g，山药15g，白术20g，黄芪20g。每日1剂，水煎服，早晚各半。

服10剂后尿失禁稍有好转。尿失禁病在下焦，实属冲、任二脉所系，故在扶阳缩泉汤的基础上加用鹿茸 2g（冲服），补肾气，扶阳气，统冲任，继服 15 剂后腰酸好转，晚上小便有了意识，为方便服药，将扶阳缩泉汤制成丸剂，每日 3 次，每次 1 丸，继续服用 3 个月后，小便能自行控制，废用的肢体痊愈。

分析：患者年近六十，肾气已亏，肾失封藏，体虚身弱，冲任失约，肺脾两虚，土不制水，真元阳衰，阴邪阻滞膀胱气化，小便失去约束，故小便失禁，流口水。益智仁、乌药为缩泉丸主药，具有温肾固涩、缩泉止遗的作用。附子扶阳温肾，回阳消阴，增强关门之力。白术、黄芪补脾生土，助肾通调水道，蒸腾气化。菟丝子、附子相配，温补固涩作用更强。

2. 李某，男，39 岁，井下矿工。2010 年 7 月 2 日来院就诊。因颈后不适，自摸颈背部有一肿块，经某医院做 MRI 检查，示颈椎肿瘤（颈 1 ~ 颈 2），骨质破坏压迫神经，自感颈项强痛，颈向右倾，转颈时痛，斜颈。头晕，呕恶。左肩酸困，右臂抬举困难，自感背部酸软。怕冷喜暖，出矿井回家，很喜热饮，似感冒状，按感冒治疗总是收效甚微，脉迟细涩，舌胖苔白。病属督脉病变，督脉为诸阳之会，易受寒邪，每天下井采煤不见天日，在风、寒、阴、湿之地操劳，正气易虚，湿困脾土，阳气不足，寒伤督脉，经络不通，真阳失运，瘀血内阻，阴寒成积。

观其脉证治之，宜辛散表邪，温阳通督，软坚化瘀散结。因为阳气充盛，气血得利，经络通畅，颈部肿瘤自可消减。同时重用葛根、白术。因为葛根为颈项病的专用药。

方用：葛根 60g，羌活 20g，杜仲 20g，麻黄 15g，细辛 6g，红花 10g，川芎 20g，白芷 20g，白术 50g，当归 20g，白芥子 15g，蚤休 15g，延胡索 15g，辛夷 10g。10 剂，每日 1 剂，水煎服。

口服10剂，汗出，转颈松动，头晕，呕恶减轻，仍喜温凉，纳呆少食。上方去麻黄15g，加茯苓15g、山慈菇15g，再服10剂，转颈痛轻。瘤体触及大小无变化。

又在医院做MRI，较前片无变化，在上方的基础上加补骨脂、鹿茸、鹿角胶，以补真阳，加用足针、药氧、头针、拔罐等方法，经2个月的治疗，并随症加减方药，诸症消失，瘤体缩小。

3. 李某，女，46岁，山西省临汾市尧都区人，2011年7月10日来诊。右侧上下肢体偏瘫1年余，双足心热2年余，右侧上肢不能举，右侧下肢行动跌跛。更痛苦的是双足心烧热如冒火，日夜发热，而在晚上更是烧热难忍，要拿凉水毛巾包住双足才稍安。即便是冬天也要把双足放在被子外边，平日经常喜欢双足放在铁板上凉一凉。患者自述口干纳呆少食，喜凉怕热，喜食凉物，腹胀吐酸，求医甚多，多数医者以滋阴补肾、滋阴降火，以阴虚骨蒸劳热治之。以六味地黄丸为多，药多施熟地黄、生地黄、菟丝子等。但均罔效，甚至有些药服后更为加重。

此病案，属于偏瘫足心热顽疾，中风因寒而患，而患者以足热为突出表现，用滋阴清热方法越治效果越差，可见药不对证。足心热，口干，小便多，纳食差，是命门火衰，火不生土所致。命门之火为生命之根，由命门为一身之真火，阳化气之源，命门火衰，火不生土，水谷不化而纳呆，人之津液全凭命门之真火温煦，气化蒸腾于上，一旦气化缺少，就出现口干，下焦火衰，不能摄统肾阴，引发阴火沸腾。足心热虽为火焚，但并非实火，乃污浊之火，为阴火，一旦遇到阳火即灭。其治宜温热扶阳，扶其真火，阴火自然消除。滋阴活血只会使病情加重。

方药：附子 30g，干姜 15g，细辛 10g，党参 30g，黄芪 30g，白术 30g，每日 1 剂，连用 7 日。

患者服后自感足心热减，右侧下肢有热感，有力，而后改为麻黄附子细辛汤加补阳还五汤 15 剂后，足心热消，偏瘫状况也大为改观。

4. 李某，女，53 岁，山西省洪洞县赵城西关人。于 2011 年 3 月进行性失语，伸舌困难，自感舌头缩短，伸舌无力，渐渐发音困难，在北京某医院确诊为运动神经元病，多以肌肉萎缩为主要症状，经多方治疗花费 30 多万，症状仍在进行性进展，因激素冲击治疗不良反应太大，不敢再继续使用。

运动神经元病是目前较为难治的疾病，现代医学多采用神经营养因子的方法，效果也不肯定，很多患者都寄希望于用中医中药治疗。

此患者口干，唇焦，苔黑，舌体如正常的 1/2 大小，伸舌困难，左右不能摆动，纳少，尿少，吐字不清，脉细沉。笔者查阅她在北京、太原、临汾求医处方的复印件，绝大多数医者都采用滋阴补肾、滋阴降火之法，有一处方中用熟地黄达到 300g，反而音失、苔焦黑更加严重。

【思考】舌头缩小，语言无声，纳食少，失眠，唇焦，舌苔黑，属疑难怪病，辗转多家医院，以效差而休治。服滋阴之众剂为什么无效呢？治病必求于本，此恐怕为真阳衰竭，不能熏蒸，津液不能上承，则阳缩一分，肌肉缩一分。若能回阳救逆，阳气化津，蒸腾之水液敷布全身，则枯焦可润，唇润、黑舌苔即除，肌肉恢复运动功能。

下焦命门之火一点燃，真火一发功，十二经脉运行通畅，五脏六腑的气血运行，生命的根启动。后天脾胃气化蒸腾，湿润之气供于舌，黑舌苔自然消除。舌的营养充足，舌体自然增大。火旺土旺，火能生土，脾主肌肉，舌得其养则舌体自然增大，伸屈自如，语言正常。

方药：附子30g，麻黄15g，细辛6g，白术60g，人参30g，山茱萸30g，红花15g，巴戟天20g，炒酸枣仁30g，鹿茸2g（冲服）。

服10剂后，唇焦好转，附子味辛大热，辛以润之，开发腠理，致津液通气也。随着病情变化，后用心脑复苏汤，加荆芥后说话有声，但仍不清楚。后在此基础上加增液汤，并配加荆芥15g、黄芪20g、党参20g、白术20g、山茱萸30g，进退30余剂。后考虑舌与五脏经络有关，改为五味汤，以促进经气化水，通经活络，经过3个月的服药、足针、灌注等综合方法治疗后，舌动自如，声音清爽。

因脑血栓引起肢体偏瘫的患者，有时会出现手足及头部不自主颤抖的情况。一般医者均采用镇肝息风法治疗，效果常常并不显著。笔者在临证之时，根据患者具体情况合理采用肉桂、附子、干姜等辛热之药治疗，常可收到意想不到的效果。细细体味，颇有其内在道理。

对于脑出血、脑血栓及脑梗死等中风病，按照中医基本理论固守常法虽然有相应的治疗功效，但对于部分顽固性患者，笔者认为也应该挣脱传统思维的约束，根据具体情况，辨证施治，大胆遣用温热之品进行治疗，不可因“出血”而畏用辛热之剂，使疗效难以彰显。

5. 李某，男，62岁，2002年8月因头晕、目眩、耳鸣、健忘、定向障碍来笔者医院求诊。患者曾于1998年表现有健忘，有时买报纸忘给人付钱，进而发展到定向力越来越差，在某医院做头颅CT显示脑梗死，近半年来头晕目眩。脑鸣健忘，性格烦躁，沉默寡言，精神萎靡，腰膝酸软，不爱活动，二便失禁，曾服用西药，效果不显。来笔者医院复查头颅CT显示陈旧性脑梗死、脑萎缩。

观其患者形体消瘦，形寒肢冷，牙摇发脱，目无光彩，轻度失写、失读，两下肢行走沉重，舌淡红苔白而燥，脉沉细无力，中医辨证属肾精亏损，血海不足，脑髓不充，阴阳失调，五行相生相克失职，治法以温肾养精、交通两海（髓海、血海）。方用真武汤合阳和汤。

方药：附子50g，干姜10g，人参15g，熟地黄20g，肉苁蓉15g，肉桂15g，茯苓15g，石菖蒲10g，远志10g，大枣3枚，薄荷10g，白芥子15g，鹿茸1g（冲服）。每日1剂，连用30剂，诸症日渐好转。

脑萎缩病位在脑，虚实夹杂，病程呈慢性进展性，由于年高、七情内伤导致肾精亏虚，五脏功能失常。《黄帝内经》曾讲："年过四十，阴气自半。"脑萎缩多发生在40岁以上。脑为髓海，髓海不足，脑失所养，下为血海，肾水不足，上为精血亏损，神明失聪。此病案以填精补髓、益精养脑、开窍安神、温通血脉，以恢复大脑、经络功能。

真武汤与阳和汤合用，可滋肾阴、温肾阳，填精益髓，切中病机，水气升，精气充，自然萎缩重鼓，故日渐好转。

脑萎缩近年来发病较多，这一病症是德国医生阿伦斯发现的。在65岁以上人群中有5%的人患此病，在中医属于脑病的一种。中医治疗以益气补髓、活血化瘀为大法，在实践中以贯通髓海和血海为主，以调理心、肝、脾、肺、肾和调控阴阳为原则，可使脑萎缩的症状迎刃而解。

6. 田某，男，56岁，患中风偏瘫5年，左下肢活动自如，而上肢屈曲不能伸。2005年9月2日因早晨外出锻炼，回家路上突然心口绞痛，前来求治。笔者马上诊察：脉沉紧，手按腹部，弯着腰，面色苍白，急服一包胃寒散，十分钟后疼痛缓解，但左肢瘫仍需服瘫痪康复丹。

【按】笔者先后诊治中风患者数万人，其中有一部分中风患者在治疗期间或治疗后又患上了其他病，如肺气肿、肺癌、肝炎、肝硬化、腹水、黄疸、胃癌、胃炎、肾炎、肾病综合征等，头痛、头晕更是常见病症。这就要求脑病专家不仅能治中风偏瘫，也要有治疗并发症的经验。

7. 赵某，女，47岁，2007年4月10日初诊，该患者胃脘痛10余年。2006年患中风先兆经治而愈，现又反复发作胃脘痛，时轻时重，痛时放射至背部，遇冷加重，有时感到冷气撞心。经胃肠造影发现有龛影，又做胃镜检查，显示为胃溃疡。连服胃寒散，每次1包，每日3次，连用10余天，胃痛消失，饮食增加。连服2个月后，钡剂造影复查龛影消失。

胃寒散组成：附子6g，肉桂4g，干姜10g，苍术10g，厚朴6g，白芍15g，红花10g，延胡索12g，枳壳10g，罂粟壳4g，吴茱萸10g，黄芪12g。

将上述生药研细，过20目筛成粉，装包，一包4g，每次服一包，每天服2次，上方也可水煎服，一剂煎2次，早晚分服。

【按】俗话说“十人九胃，十胃九寒”。意思是说十个人当中，就有九个患过胃痛，而十个胃病患者当中有九个是因为寒而引起，可见胃病病机与寒密切相关。中医把胃脘痛称为“心痛”“心下痛”，胃脘痛是指消化系统疾病，包括急性胃炎、胃溃疡、萎缩性胃炎等。笔者使用胃寒散验证多例，疗效卓著。

20世纪40年代末50年代初，在洪洞的鼓楼街有位姓魏的老先生治胃痛很出名，他在街上摆了个小摊，并挂着一张纸，上面写着“胃寒痛吃一包，一时三刻保管好，有钱没钱捎一包，十人九胃离不了”。逢集赶庙的人，宁可不吃不喝，也要拿几包胃寒散回家。笔者父亲就买过几包胃寒散，记得有一次笔者在放学回家路上淋了大雨着凉了，胃痛得很厉害，喝了一包胃寒散，不一会儿胃就不痛了。我们家一下子就买了十几包，左邻右舍有胃痛的时候就送给他吃上几包。后来笔者得到了胃寒散的成分，经过临床观察，发现该方对急慢性胃炎、胃痉挛、胃癌确有效。

胃病患者中属于脾胃阳虚或阴寒痼冷者用胃寒散屡屡见效。从1986年至2001年经治172例，皆有验证，其中有53例在服3~9剂后疼痛都能消失。笔者还观察到不少老年人发生胃脘痛，凡属寒痛者，有中风偏瘫者，服后偏瘫也有所好转。另外，笔者还发现：中老年人服胃寒散后，如果胃痛不缓解者，应怀疑是胃癌早期阶段。

山东德州张玉虎，他是笔者门下一名忠厚的学生。他使用胃寒散走村转户，治好了不少胃痛的患者，因此还在一个企业家的帮助下建立了一个胃肿瘤医院。

8. 弓某，女，46岁，2008年5月10日来诊。因冒雨回家后半夜发热，畏寒头痛，右下肢无力，CT诊断为腔隙性脑梗死，经用解表发汗、泻火中药后，热退食增，但右下肢无力，两眉棱骨疼痛不可缓解，昼重夜轻。又做鼻旁窦 CT，诊断为额窦炎，血管神经性头痛。观患者心烦意乱，隐屈不得言，食指、中指按压两眉中心疼痛可减。口干、腹胀，舌红苔薄白，脉弦紧。

此属余热未清，肝阳上扰，热阳相持，扰乱上窍，清气不升，浊气不降，可投柳枝散。

组成：柳枝 40g，薄荷 12g，白芷 6g，防风 12g，羌活 12g，苦参 10g。

制法：上药晒干，研细过筛装胶囊，每粒 0.3g。

用法：每次 4 粒，每日 3 次，疼痛加重可改为每次 4 粒，每日 4 次。

服上药数剂后痛减，下肢走路有力。

【按】柳枝散针对胃阳风热型头痛而设，其有虚实之别，虚者见之即发，实者眼睁不开，昼重夜轻。《素问·生气通天论》说："阳气者……日中阳气隆，日西而阳气虚。"患者感受风热，风邪与阳邪两邪相持，故头痛始于日出，剧于日中，失于日落，这是由于情绪激发和阳气相持的天人相应所致。眉棱骨在巅之上，遇邪而发。方中的柳枝，《本草纲目》记载用其煎服可清黄疸、白浊，酒煮可祛风、止痛、清肺。柳枝配羌活、防风擅长祛风止痛，白芷善治头面诸痛，诸药相配无禁忌，无偏性，治痛卓效。因着雨而受凉，右下肢无力，因阳热相袭，扰乱上气，脑髓不清，清气不升，浊气不降，肢体失动。服柳枝汤使上下之气相交，阴平阳秘，头痛减而肢体愈。

9. 方某，男，58 岁，2007 年 12 月 5 日来诊。患者于 2 个月前突然中风不语，右上肢瘫痪。经治疗语言流利，唯右下肢活动受限，患有慢性咳喘症已 6 年。今年冬天感冒即出现发热重而恶寒，咳喘加剧，吐黄色黏痰，偶尔痰中带血丝。此次来诊，因上述症状加重，症见呼吸急促，唇紫发绀，舌红，苔黄，脉细滑，两肺下叶有中小水泡音。胸部拍片，两肺下叶纹理增重。诊断为支气管感染，肺气肿，脑梗死。

辨证为风热袭表，痰热阻滞。治用解毒散风，清热化痰，养阴润燥。方药以麻杏石甘汤，加天竺黄10g、瓜蒌20g、川贝母20g、白茅根15g、海浮石10g，连服12剂，诸症痊愈，继用笔者经验方瘫痪康复丹治疗下肢瘫痪，半年后肢体恢复。

【按】 治疗咳、喘、痰时，治咳嗽不离于肺，不限于肺，治实必顾虚，治虚必顾实，实喘治肺，虚喘治肾，治痰治脾，化痰理气。支气管炎虽然有炎症，然咳久必有痰，咳久可致喘，喘可由咳、痰引起，所以咳、痰、喘难以截然分开，应以兼顾治疗为原则。

10. 孙某，男，63岁，2006年2月15日就诊。患者于2005年11月患脑梗死后左侧肢体瘫痪，经服瘫痪康复丹逐渐好转，但他咳嗽气喘已3年，近半年以昼轻夜重为特点的咳喘，反复性发作，经常感冒，每次有咳嗽、发热、轻度气喘，而后气喘渐渐加重，不感冒也气喘，以昼轻夜重发作，睡眠很差，虽然经中医、西医结合治疗，也未控制发作。症见面色㿠白，体虚胖，呼吸急促，舌质胖，苔黄白，脉沉迟，两肺干鸣，中小水泡音。

急用喘速康汤，每日1剂，连用15天，夜间咳喘减轻。又服10余剂，哮喘已基本控制，中风偏瘫继用瘫痪康复丹，半年后患肢活动自如。

喘速康汤组成：炙僵蚕30g，附子20g，地龙20g，细辛10g，麻黄10g，重楼10g，甘草6g。上药煎服，每日1剂。

【按】 支气管哮喘患者常昼轻夜重，此多为机体阴盛阳虚，加之哮喘日久，肢瘫阳弱，阳虚者较多在夜间，人体气衰邪盛，故引起哮喘发作。

喘速康汤由炙僵蚕、麻黄、细辛、附子、重楼等药组成，僵蚕止痉平喘，抗过敏；附子温肾补阳；麻黄宣肺解痉，止咳迅速；地龙平喘，扩张支气管；细辛温肺化痰。全方治喘也治瘫。

通过上述病例分析，夜喘乃阳虚所致，采用温热之法，治疗效果较好。联想到脑梗死中风偏瘫患者往往晨起发生，也多属阳虚而发，是否可用温热之剂预防中风呢，可以进一步观察。值得注意的是，临床发现，本方在治疗喘症的同时，对中风偏瘫也有效，而且同样都是采用温热的治法。

咳、痰、喘三大症，经常出现在急慢性老年性气管炎和肺气肿，中风偏瘫前后往往合并咳喘，因缺氧也加重了中风的发生，给治疗带来困难。为了促进中风的早日康复，对兼有的咳、痰、喘的治疗也应十分重视。治疗的关键，一是减少痰的产生，二是加强痰液的排出，三是清除咳、痰、喘三大症的反复出现。

11. 陈某，男，48岁，2008年10月9日上午来诊。患者因脑梗死出现右半身不遂已一年多，现有所好转，但右手仍欠灵活，感觉迟钝，伸舌斜，近日腹泻，1日4、5次，身倦疲乏。在某医院求诊时曾服西药，经治10余天，仍1日3次水样便，口干，右侧肢体软弱无力，困倦欲睡，脉弦沉细，苔薄白，给予补脾益肠汤不见好转，后用车前子粉，每次5g加红糖适量温水服下，每日3次，5天后泻止便干，食欲增加，精神好转，病侧肢体稍有力。

组成：车前子200g。

制法：将车前子研细，过细筛收粉为药。

用法：成人每次5g，加红糖适量温水服下，每日3次或2次；儿童减半，每日1次，每次1g。

【按】 车前子粉制作方法简单，疗效可靠，止泻有特效。有些事物往往如同历史上千古之谜一样，在人们未破解之前，感到非常神秘，一旦揭开了它的庐山真面目，又觉得很简单。

1965年，笔者在河津下乡时，一进村因水土不服，有的工作人员腹痛、腹泻，1日行10余次。听说本村贺医生有治腹泻的绝招，是他爷爷传下来的。他配制的药，一吃就好，邻近的几个县，方圆几十里老百姓久痢久泻几年，治不了的肠炎，花上一两元钱就好。我们买了几包，的确很灵，两天后大便就完全正常。笔者亲自找到他，问起他的药，他总是拐弯抹角不肯告诉笔者。秘方是不能告诉别人的，他要凭这一方一药维持生活，这是可以理解的。

有一天笔者到贺家吃饭，在炕上盘腿而坐，和他聊天，贺氏懂医学，笔者送给他一个有效方子，让他给老百姓去治病，闲谈中笔者突然发现他的炕席沿有黑色颗粒，很像中药车前子，笔者马上想到，贺医生的止泻药会不会是车前子？回到办公室后反复琢磨，一味车前子有那么大的效果吗？笔者将车前子研细过筛成粉，其颜色和味道与贺医生给的药面一模一样。为了试验效果，笔者服用了8片果导造成腹泻，每日大便5~6次，第二天立即服了车前子粉5g，果然一次即愈。

在笔者行医的50年里，凡遇慢性结肠炎、急性腹泻，或久泻不止，或中风偏瘫泄泻不止，或非特异性过敏性结肠炎，使用此方治疗，多有效验。

12. 左某，男，58岁，2008年3月20日初诊。因中风右侧肢体瘫痪已半年。患者体胖痰盛，眩晕已有3年，每于清明节前后发作，发病时如倒立在车上，天旋地转，左侧肢体活动不灵，有时昏厥，每到秋冬季节好转。平素血压偏高（140/90mmHg），脉弦涩、舌红、苔薄黄。连投中药15剂，眩晕好转。

此属患者痰液内盛，痰浊随肝气上聚清窍，当滋补肝肾，制约肝阳上亢。

方药：胆南星4.5g，陈皮3g，半夏6g，茯苓9g，远志3g，菊花10g，龙齿6g，铁落15g，龙骨12g，牡蛎12g，磁石9g，石菖蒲4.5g，紫石英9g，甘草10g。上药煎服，每日1剂。

【按】中医认为，人是一个统一的整体，人与自然界息息相通，《素问·宝命全形论》曰："人以天地之气生，四时之法成。"四时气候变化对人体生理影响较为明显，自然万物在四时气候变化中有春生、夏长、秋收、冬藏等相应的生长变化过程；人也不例外，对正常的气候变化，在生理上可产生相应的反应。且肝属木，与春天之气相应，春季万物生长，肝气顺应自然界之气，易于生发条达。患者体胖丰满，痰液内盛，清明时节木气升腾，痰浊随肝气上聚清窍，故眩晕在清明加重；秋冬之节，秋收冬藏，眩晕因而缓解。治当滋补肝肾，以制约肝阳上亢。方中胆南星、陈皮、半夏、茯苓、石菖蒲燥湿化痰，行气开郁；铁落、龙骨、牡蛎、龙齿、磁石、紫石英重镇潜阳；菊花清肝明目、疏散肝风；远志宁心安神。服后诸症可消失。

13. 张某，男，41岁，个体户，2007年5月10日来诊。患者体胖（108千克），走路气喘，高血压、高血脂、蛋白尿已半年。曾于同年3月下肢瘫痪，经治好转。前几天突然腰痛难忍，尿血，昨晚阵发性下腹绞痛急诊来院。经CT检查确诊为左肾结石，伴见肾盂积水；CT扫描：左肾有6mm×5mm的结石，输尿管结石，收入外科病房欲行手术治疗，但患者及家属拒绝手术。

后用中药治疗，投以排石汤：金钱草210g，海金沙30g，鸡内金12g，滑石12g，甘草3g，川牛膝10g，石韦30g，车前子12g，茯苓50g，泽泻12g。每日1剂，连服20剂后，下腹绞痛、腰背痛缓解。2007年6月5日，排尿疼痛，尿线时有暂停，阵发性疼痛，尿频、尿浊，一次排尿时有石头落地声，取出洗净，大小约为11mm×8mm，示于医护人员面前，均惊喜于色，以后相继排出大小不等的3块结石而愈，下肢瘫痪仍在继续治疗中。

方药：金钱草120～300g，海金沙30g，鸡内金12g，滑石12g，甘草3g，川牛膝10g，石韦60g，车前子12g，茯苓20g，泽泻12g。

用法：上药用清水浸泡1小时，文火煎半小时，每次煎取400ml。药汤分早晚2次饭后服，服后活动半小时。

【按】此方经临床验证20余年，疗效确切，重复性强，具有清热、利湿、促进排石的功能。方中鸡内金、金钱草有化石、溶石作用，车前子、滑石清热利尿，茯苓、泽泻渗湿利尿。诸药合用可迅速加大尿量，川牛膝引导结石下行，石韦扩张输尿管和尿道，利于结石在自然狭窄处通过排出，此方用于临床，排石率在70%以上。

排石汤系业师岳美中教授所传。笔者在深造期间，随岳美中教授查房、看病、抄方，受益匪浅。他常讲读书要通，通是精的基础，百通为了一精，精才能解决疑难大病。

14. 雷某，女，49岁。市电业局工人，半年来因工作劳累，睡眠欠佳，先觉头晕乏力，渐而肢体麻木，而后于清晨起床时感到肢体僵硬不遂。某医院 CT 扫描诊断：腔隙性脑梗死。刻诊，夜不能寐，每遇忧愁恼怒、心情不舒则活动不遂，胃痛，腹胀，纳呆少食，喜温怕凉，反复发作，体质消瘦。近年来胃痛加重，曾用理中丸、香砂养胃丸、桂附理中丸、黄芪建中汤，时轻时重，胃镜查浅表性胃炎。最近胃痛加重，自感有一股气上冲至咽喉。笔者处以百合汤治疗，患者见处方只有两味药，怀疑治不好她的病。后来知是名医陈修园给皇帝治病的处方，遂一下买了 10 余剂，经服 7 天后，胃痛减轻，气上冲咽消失。又继服 10 余剂，精神好转，右侧僵硬不遂的肢体恢复有力，食欲、睡眠好转。

【按】 百合汤载于陈修园《时方妙用》。陈修园是清朝一代名医，是为皇帝治病的御医。他在《时方妙用》中写到此方从海外得来，可见皇宫的医生也能赴民间博采众方，寻求古训，集众人之经验，著书于《时方妙用》，曾述到专治心口痛。服诸热药无效时亦属所痛，七情之气郁滞而痛，宜用百合汤有奇效之功，因为热得清，气得行，则痛可止。

《神农百草经》中载百合味平甘，主治邪气腹胀心痛，百合汤土金之气，而兼天之清和，故味甘平微寒，解心家之邪热，则心痛自疗，陈修园亦强调，百事合成瓣成，有百合一宗之象，其色白如肺，肺主气主降，气降则诸气俱调。百合治心腹痛之功，关键在于百合入手太阴肺经，能降肺气，肺为诸气之总司，肺气得降，诸气皆调，且百合微寒，能清热，乌药辛温之性，能疏胸腹邪道之气，一切痛之属气者皆能治，两药相配，一凉一温，柔中有刚，润而不滞，对胃气痛、热痛均适宜。

15. 廖某，男，58 岁，干部，2006 年 9 月 2 日患者因脑出血而住院，左侧肢体瘫痪 3 个月，经住院治疗 1 个月好转后回家休养，在此期间，瘫痪肢体拘急，难以屈伸，酸胀感明显，近月来因感冒，小便困难，汗出不止，经多方求医，服中药月余，更是大汗不止，精神不振，疲乏无力，来笔者处治疗，脉浮虚。

给予桂枝加附子汤：桂枝 15g，白芍 20g，甘草 10g，附子 15g，地骨皮 15g，地肤子 15g，太子参 5g，党参 15g，服药第二天见效，患侧肢体发软，第四天大汗停止，患侧可伸直。

【按】此例患者中风后又患感冒，服药后大汗淋漓不止，服止汗药取效甚微，《伤寒论》云：“太阳病，发汗，遂漏不止，其人恶风，小便难，四肢微急，难以屈伸者，桂枝加附子汤主之。”服后汗止，瘫痪的肢体可屈伸。本案对我们有个启示，就是只有学好《伤寒论》，才能用好《伤寒论》。用中医的思维和经典方药起沉病、去痼疾，可救治急难危症。

16. 王某，男，56 岁，某地区金属回收公司干部。患者于 2007 年 11 月 3 日因脑卒中出现左半身不遂，在某医院诊断为脑梗死。经治月余，左侧肢体仍活动受限，经服经验方瘫痪康复丹 3 个月，下肢可独立行走，上肢肌力Ⅱ级，仍在治疗中，复因患乙型肝炎 8 年，肚腹胀大，脘腹挛急，纳食量少，下肢浮肿，食后腹胀，小便短少，胁肋疼痛曾住院，经中西医治疗后，诸症缓解。最近其腹大如鼓，下肢浮肿，面目发黄，全身黄染，右肋下痛，肋下肿块大而坚实，胸腹壁静脉怒张，肝大在肋下 1.5 厘米，脾大 6 厘米，质地较硬。造影为食管静脉曲张。B 超、肝扫描均提示：肝硬化，肝脾肿大，腹水征阳性。胆红素 160μmol/L，丙氨酸氨基转移酶 84U/L，天门冬氨酸氨基转移酶 184U/L，血清蛋白总量 41g/L，白蛋白 21g/L，球蛋白 28g/L，西医诊断为肝硬化，脾大，腹水。

中医辨证为肝脾血瘀，瘀毒黄疸，水湿内停。用化瘀退黄汤治疗。

方药：人参12g，赤芍120g，木香20g，砂仁15g，黄芪30g，川牛膝30g，怀牛膝30g，山慈菇20g，丹参20g，龙葵20g。

连服7剂，小便量增加，腹水减少，又服10剂。胆红素90μmol/L，上方加五味子及葛根各30g、山楂30g，继服10剂，精神好转，腹胀消失，饮食增加，面黄有泽，肝脏缩小。继以大剂量应用赤芍的活血退黄汤加减服用，经3个月的治疗，诸症基本好转。

活血退黄汤组成：赤芍80～120g，木香15g，砂仁15g，川牛膝30g，怀牛膝30g，茯苓30g，党参15g，黄芪20g，丹参30g，鳖甲30g。

【按】在《伤寒论》“瘀血发黄”“瘀热发黄”理论指导下，以赤芍为主，自拟活血退黄汤来治疗肝硬化以出现黄疸为主症的病症。黄疸的出现是因肝细胞坏死和不能代谢胆红素所致，因此它的出现，可以提示肝细胞衰竭的严重程度。同时也表明肝硬化预后不良，而活血退黄汤以赤芍凉血活血为主，并以恢复肝功能的中药改善肝细胞的功能，使肝细胞再生，促进黄疸消退，进一步恢复肝功能，可见黄疸的消退是肝硬化见效的一个重要指标。

在肝硬化患者中，笔者观察到黄疸并非是湿热或寒热发黄，也不属火盛，而是瘀热交结发黄。正如李梴所述：“伤寒发黄虽然不一，皆内热而湿或失汗或下渗，以致阴阳经中，血热而见，真色于皮肤，谓之瘀热发黄。”陆渊雷曾讲：“黄疸因病原体感染，瘀象又暗，含邪湍之义，胆汁郁滞，人于血循环以后发生黄疸之瘀。”以上论述瘀热和血热为黄疸发生的重要原因，因而活血凉血是其治黄疸的大法。

关于赤芍退黄，在《本草纲目》中记载："赤芍散邪，能行血中之滞。"而在医籍中，采用赤芍退黄汤，未见记载。特别用于治疗肝硬化黄疸，前人更未提出，也没有用于临床。笔者在一个偏方中发现赤芍有退黄疸的作用，于是在方药的配制上、药物的剂量上，曾经仔细观察，认真研究，并经过大量实践，发现大剂量的赤芍确有良好的退黄效果，故在治疗肝硬化黄疸中，用赤芍和不用赤芍，效果大不一样。方中以大剂量赤芍活血、凉血、化瘀、退黄；辅以当归、牛膝、茯苓活血利水、通利小便，使胆汁从小便而出；木香、砂仁、丹参三药理气活血；党参、黄芪、鳖甲三药益气散结、健脾扶正，均可加强赤芍的退黄作用。

17. 卢某，女，43 岁，某市机械厂工人，2 年前因离异生气，郁闷忧愁，头晕，头痛，两胁胀痛，整夜不寐，因病情加重，遇前夫争吵后，次日早晨发现右侧肢体活动受限，下肢行走困难。CT 扫描诊断为脑梗死，经治疗后较前好转。最近两个月来，发现右乳头经常溢出红色黏液性分泌物，右侧乳腺左上方有 1. 5cm×1cm大小的肿块，医生怀疑患了乳腺癌，在省城某医院做病检否定乳腺癌，确诊为乳腺增生。服用了 66 剂中药，肿块不见缩小，乳头溢出的分泌物没有停止，患者思想包袱很大，总认为自己得了癌症，饮食较差，夜寐不安，遇气则怒，时常发脾气。后来经人介绍来笔者处求治，给予乳痹消汤，在月经前 5 天开始服药，连服 5 剂，来月经时肿块不再疼痛，发现肿块缩小，质软。在第二次月经前再服 5 天，过了几天乳头再未溢出分泌物。第三次月经前又服 5 天，经调 3 个月经周期共服 15 剂药后，乳腺肿块完全消失。在调经的同时兼顾治疗中风偏瘫，服用瘫痪康复丹，肢体活动也康复如常。

方药：急性子 50g，夏枯草 12g，连翘 20g，柴胡 6g，枳实 12g，白芍 20g，青皮 10g，瓜蒌 30g，当归 10g。

制法：上药用凉水浸泡半小时，文火缓煎半小时，剂量为 400ml 左右，早晚分服。

用法：月经前 5 天服药，连续服 5 剂，月经期不服药，等下次月经前 5 天再服 5 剂药，有的月经不正常时，只要有结节痛胀或比平时肿大时就开始服 5 剂药，一般多有良效。

乳腺病包括两种，一是乳腺增生，二是乳腺癌，均为妇女较常见的疾病。乳腺增生是乳腺异常增殖的一种良性肿瘤，属于中医的“乳中结核”，这种增生性疾病如不及时治疗，有一部分可转化成乳腺癌。乳腺癌是妇女常见的癌症之一，多发生在中老年妇女身上，特别容易发生在未婚、未育或丧偶者之中，年龄以 40~60岁居多。中医称乳腺癌为“乳岩”，朱丹溪曾指出：“妇人若不结于夫，不亲于友，忧怒郁闷，年久累积，脾气阻滞，肝气横逆，遂成隐核，大为棋子，不痛不痒，方为痞陷，名为‘乳岩’。”

18. 褚某，男，53 岁，因脑出血后右侧瘫痪，肢体疼痛就诊。2007 年 12 月 8 日突然昏迷，右侧肢体瘫痪，在某医院经 CT 扫描，诊断为脑出血 70ml，经外科引流术后神清，右上下肢瘫痪仍无好转，经内科治疗后出院。最近右侧肢体疼痛，触之痛剧，尤其足、肘、腕、膝关节红肿热痛，经服用布洛芬、强的松可缓解症状。近日髋关节、膝关节痛剧，屈伸困难，肩关节酸困，动之痛甚，来笔者处专求中医治疗。

诊见：右侧肢体肌力 Ⅱ 级，触之发凉，屈伸疼痛，关节不肿，脉沉紧，苔白薄，中医诊断为“痹证”。

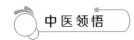

方药：炙马钱子0.3g，络石藤30g，忍冬藤30g，石膏30g，牛膝30g，细辛3g，徐长卿30g。继用20剂疼痛减轻，加服瘫痪康复丹1次5粒，1日3次，继用中药巩固，3个月后关节疼痛消失，瘫痪的下肢已能行走。

【按】马钱子是笔者用治关节痛的常用药物。笔者的经验方痛痹散胶囊就是由制马钱子10g、麻黄20g组成的，具体制法是将麻黄和制马钱子放入500ml冷水中，浸泡一小时，把麻黄取出不用，而取马钱子制作粉剂，马钱子的制作方法是取沙子置于锅内，先把沙子炒热，放入马钱子，炒至深黄色并鼓起，取出马钱子，刮去毛，研末制成粉剂。

马钱子另一种制法：先用麻黄煮过的马钱子刮去皮毛，微晾，切成薄片，取麻油少许，置锅内烧热加马钱子后炒至微黄色，取出放凉，制成细末。将马钱子粉装入胶囊，1个胶囊装0.3g粉剂。

第1、2、3天，每日服2粒，每日1次，用白酒或白开水送下，第4天改为每日3粒，每日1次，第5、6天每日4粒，每日1次，晚上服。

用于治疗风湿性关节炎、类风湿性关节炎，特别对剧烈疼痛性关节炎有独特的疗效，痛痹散胶囊可在短期内减轻症状，疗效可靠。

此外，笔者常将马钱子和络石藤作为治疗关节病的基本方。在基本方的基础上可随症加减，肘关节痛用桑枝100g、桂枝30g、羌活30g、马钱子粉0.3g（冲服）、络石藤30g；膝关节痛用络石藤30g、牛膝30g、防己15g、独活15g、马钱子粉0.3g（冲服）；髋关节疼痛用络石藤30g、女贞子30g、炙马钱子粉0.3g（冲服）；麻木性关节疼痛用络石藤30g、五加皮20g、益母草30g；关节剧烈痛用络石藤30g、威灵仙20g、徐长卿30g、白毛藤20g、马钱子粉0.3g（冲服）；冷痛者加附子30g、肉桂15g、忍冬藤30g、川乌10g、草乌10g、红花10g、炙马钱子粉0.3g（冲服）。将马钱子粉0.3g装入胶囊，可减轻胃肠道反应，又可加强止关节痛的作用。

中风偏瘫合并关节疼痛是常见的症状，瘫痪影响关节疼痛，关节疼痛更影响瘫痪的恢复，因而先治关节疼痛，中风偏瘫随之而解，用温热疗法更为有效。

19. 姜某，男，46岁，小学教师，2007年10月11日，患者因左侧肢体麻木难忍就诊。平素血压波动在160/100mmHg上下，时感头痛、头晕、眼花、心悸，食欲欠佳，肢体麻木以上臂为重，不能举手和握物，口眼㖞斜，大便秘结，数日一行，脉伏弱，经某医院诊断为腔隙性脑梗死。

中医辨证：肝阴不足，肝血不足，阴虚阳盛，阴阳失调，寒热交错。治以调和阴阳，养肝补血，引经散寒，方用附桂乌梅汤加味治疗。

方药：附子1.5g，桑寄生20g，乌梅15g，黄连10g，桂枝10g，干姜3g，黄柏3g，炒川椒1.5g，当归3g，杜仲15g，葛根15g，细辛1.5g，党参5g。

将上药一起浸泡半小时，煎45分钟，煎至300ml。每日3次，每次100ml，早、中、晚分服，7剂。

二诊时麻木不仁不减，上方加山楂50g，伸筋草、木瓜、牛膝各15g，以舒展下肢，15剂；三诊时续上药，加天麻10g治疗2月余，血压恢复正常，肢体麻木已不显。

【按】 此患者因肝失养筋之力而出现麻木不仁，手指不能握物，又因肝失疏泻，新陈代谢功能低下，而出现食欲低下，大便数日一行。出现高血压、头痛、头晕、眼花、口眼㖞斜。由于阴阳不调，气血不足，肝血失养，上升之力有余，下降之力不足。法应以舒筋活络、降逆为要务，高血压为厥阴之证，当用乌梅汤治之。乌梅一味为君，大酸养肝，泻肝家之阳亢，补肝家之阴亏。黄连、黄柏入心、肾，苦寒泻热为臣，配乌梅更兼苦酸泻之，配附子、干姜辛温为佐，干姜通五脏六腑、四肢关节诸络脉，治脏腑诸经，寒气凝结，能引药入于血分、气分，尤能通心阴，开心气。附子走而不守，引补气药行于十二经，以复元阳；引补血药入血分，以养真阴。细辛、川椒为使，二药均辛辣，细辛能开九窍，散风泻热，润肝经之燥，川椒缓胃消食，温中下气，通三焦，利关节。当归补血，党参补气，桂枝通阳，因而附、桂在此有四两拨千斤之功，使全方调阴阳、和气血，祛寒除热，矫正气之升降，故能取效。

20. 乔某，男，43 岁，2007 年 8 月患脑梗死，右下肢瘫痪，经治好转，病者已患肝炎 3 年。因在某地区医院诊断为门静脉性肝硬化，后有私人诊所医生说保证能治好他的病，经过 6 个月的治疗，服中药 200 余剂，花费 4000 余元，病情却越来越重，因而求笔者治疗。

就诊时患者口干口苦，纳食而吐，腹胀而满，形体消瘦，右胁下痛，大便干结，饮水腹胀，小便短少，精神不振；面部及手背有散在的蜘蛛痣，朱砂肝掌，肚腹胀大，高出胸部，按之坚硬，腹壁静脉怒张，午后下肢浮肿；舌绛，苔黄燥而厚，六脉虚而细数，肝脉顽坚。

肝功化验：丙氨酸氨基转移酶180U/L，天门冬氨酸氨基转移酶360U/L。蛋白电泳：球蛋白25g/L，血浆蛋白总量5g/L，白蛋白2g/L，球蛋白3g/L，胆红素6μmol/L。抽腹水为漏出液，造影可见食道静脉曲张，B超提示肝硬化、脾大、腹水征阳性。用复肝利水汤治疗，连服8剂，下肢浮肿消退，尿量增加。

因在院外就医时，用攻破药较多，神疲乏力，脉虚，则有气虚下陷之症，故重用人参30g煎服，又连用10剂复肝利水汤，腹水减少，腹胀消失。

继用上方加软坚补肾之药女贞子20g、丹参30g、鳖甲20g、牡蛎20g，连服30剂。腹水消失，肝功能好转，血浆蛋白总量68g/L，白蛋白40g/L，球蛋白28g/L，病邪已去，正气恢复，继用此方巩固疗效。

方药：人参10g，黄芪20g，通草6g，木香20g，砂仁12g，没药10g，陈皮12g，白芍20g，枳实15g，草果15g，茯苓60g，大腹皮20g，厚朴15g，乌药6g，槟榔10g，蒲公英20g，沉香1.5g。

用法：以上药物用水煎1小时，煎至600ml，分早、中、晚3次服。

功效：疏肝理气，开瘀散结，利水降逆，清热利湿，扶正固本。

【按】复肝利水汤系广西桂林著名老中医魏道先生所传，现将魏老先生的家传秘方披露于世，为肝硬化患者排忧解难。

魏老先生出身于中医世家，对中医的理论非常精通，他对肝硬化的发生及发展有独到见解。曾讲到肝病不外水裹、气结、血瘀，皆与肝、脾、肾三脏功能失调有关，为气、血、水病。

肝为藏血之脏，性喜疏泄，若气机不利，则血液流行不畅，致肝气郁结。肝脏受累的另一方面是肝气郁结不舒，则横逆而乘脾胃，脾胃受克，以致运化失常，水湿停留，与血瘀蕴结，日久不化，痞塞中焦有关。肝脾同病，进而影响于肾，则肝、脾、肾俱病而成鼓胀。

若肝郁气滞，气滞血瘀，使肝之疏泄功能失常，影响水液输布，从而形成腹水。若气滞血瘀，结于胁下，则形成痞块，脾主运化，脾旺则运化正常，可分湿浊，若运化失常则不能分别湿浊，使体内水液停留，又加速了腹水的形成。

肾主水，司开合，主气化，肾的功能失常，水液停留于体内，亦可导致鼓胀形成。若肝脾俱病，稍久致虚，进一步累及肾脏，肾阳不适，无以滋养脾土，肾则虚，肝木亦少滋荣，肝脾益惫，虚者越虚，肾与膀胱相表里，肾虚膀胱气化不利，水浊壅结更甚，实者更实。

门静脉性肝硬化到了晚期，久病必虚，正虚是本，脾大、鼓胀是标，所以应治其本，兼治其标。必须切记，肝硬化最忌峻攻、破血、破气，应平稳缓治。治疗失败者，多因猛攻、猛下、猛利造成，应以为戒。

复肝利水汤方中的木香、砂仁、陈皮、草果行气和中；乌药、沉香理气降逆；厚朴、枳实散满消肿；陈皮、槟榔、茯苓分利二便；通草健脾、通络、利水，量大亦不伤正；白芍养肝止痛，养血滋阴；人参、黄芪大补元气。此方对血瘀、气滞水停引起的肝硬化最为对证，效果绝佳。

第七编 扶阳化积治脑瘤

脑瘤用中医的治疗还是有效的，对手术失去机会，因脑瘤位置不适宜手术，即便手术也会产生失语、昏迷、偏瘫等，致残率较高者，均可以用中医治疗。大多数的脑瘤患者采用扶阳化积法治疗，能做到不犯病，人瘤同在，有的脑瘤患者经过治疗，其肿瘤停止发展，中心坏死，延长了生命，提高了生存质量。笔者对脑瘤的病因和治疗策略提出新的思路、新的认识、新的领悟和新的内容，总结出脑瘤的病因是阳虚，治疗的策略是扶阳。

1. **病因是阳虚**

脑瘤在头，而头为诸阳之会，在一身之巅顶，在认识上要澄清两个问题。是“年过四十，阴气自半”？还是“阳常有余，阴常不足”？笔者在实践中得出的结论是：“阴常有余，阳常不足。”“年过四十，阳气自半”这在认识上有了发展。一个正常的机体，哪怕是在一个穴位上，只要阳气不到位，便有病。十个患者，九个是阳虚。阴阳是个共同体，阳化气，阴成形。当阳气不能输布，阴寒就会凝聚，这就成为脑瘤形成的病理基础。阴寒凝聚时，把阳气排斥于外，脑瘤就有生存的阵地。那么阳气又是怎么来的？又是怎么伤阳的？一个从心脏而来，因为心脏属于阳，在阳气的作用下，从生到死，一直在跳动。它是阳中之阳，它就是人身上的太阳，无时无刻地在产生阳气，也在不断地消耗阳气。有阳则生，无阳则死。第二个阳气从脾胃之气而来，有胃气则生，无胃气则死。元阳和真阳是从先天之肾来供应脾胃之阳气。目前人们的生活欠规律，熬夜较多，情绪紧张，使用空调，生活喜冷饮，年过四十，阳气自半，加上心、肺、肾不断伤阳，先天之阳气不足，又不能供养后天，使全身机体的阳气虚，最容易形成阴证。所以《素问·举痛论》中讲："寒气客于小肠膜原之间，络血之中，血泣不得注于大经，血气稽留不得行，故宿昔而成积矣。"明确表示阴寒而成积。明代著名医家张景岳认为："阳动而散，故化气；阴静而凝，故成形。"

2. **治疗在于扶阳化阴**

《黄帝内经》说："积之始生，得寒乃生。"一句话说得清清楚楚。治疗脑瘤或其他任何病，只要是"阴成形"，必须把总思路放在扶阳化阴上。阳气是生命的根本，所以说"阳常不足，阴常有余"。扶阳的意义在于可以改变三阴体质，增加阳气，可化其阴邪，在治疗中只除阴不化阴，往往事倍功半，在除阴邪过程中伤了阳气。

（1）**扶阳化积治脑瘤**

脑瘤形成的重要原因有两条，一条是阳不化气，阳气不能散寒，因而阴寒凝聚，这是脑瘤形成的病理基础，另一条是损伤阳气，阳气受到损害后最容易形成阴证，阴寒是形成脑瘤的基础，但脑瘤形成的原因是阴长阳衰，寒血凝结，瘀血内结。故而提出脑瘤的治则为"积无热不散，瘤无热不解"，临证使用温热扶阳疗法，其方药有真武汤、麻黄附子细辛汤、吴茱萸汤、心脑复苏汤、消积止痛散、化瘤丸、脑瘤丸。

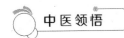

治疗脑瘤要注重阳的论点，在《黄帝内经》思想指导下，《素问·上古天真论》“恬淡虚无，真气从之”，是为了保全真阳之气，并强调了阳气对人体生理病理的影响，心无阳则血不能运，脾无阳则水谷不能化，肝无阳则疏泄不行，肺无阳则宣降失司，肾无阳则浊阴凝闭，脑无阳则积阻升降，这就强调了阳气宣通的重要性。阳升则阴降，阳降则阴升，阳气布运流利，是阴阳升降的必要条件，脑瘤的病因病机为阴血聚积，阳气虚损，寒积血瘀，寒邪伤阳，因而笔者提出温通阳气是治疗脑瘤的一大法则。

附：脑瘤丸（麻黄、附子、二辛汤）

方药组成：辛夷、麻黄、附子、细辛、山茱萸、人参、甘草、山慈菇、重楼。

功能：温热扶阳，以阳化阴，消坚化瘀，通利九窍，温通脉络，消散肿块。

主治：脑瘤，脑膜瘤，脑脊髓肿瘤，脑瘤术后复发，不适宜手术治疗的脑瘤如脑干肿瘤。

方解：辛夷治脑瘤，来源于李时珍的《本草纲目》，辛夷之味辛走散，祛邪，而取其质地轻浮，能温中助脾胃，清阳之气上行达脑，因中州清阳下陷，元神失其调节内脏官窍的机能，揭示从脾胃入手，益气升阳乃脑瘤治疗方法之一。

麻黄为开利肺气、通调水道之要药，善搜肺气，调其癥瘕积聚，又能深入积痰凝血之中，消坚化瘀，笔者总结出麻黄有五通作用：通血、通窍、通汗、通便、通尿。

附子为纯阳之品，有雷霆万钧之力，可破阴回阳，挽救生命。

附子、辛夷、麻黄对脑瘤可发挥攻坚、消瘀，以阳化阴，温通血脉，消散肿块的作用。

山茱萸一味较参、术、芪更胜，能收敛阳气，固涩滑脱，通利九窍，流通血脉，通塞实脾。山慈菇、蚤休为治肿瘤之要药。

（2）辛散通便治脑瘤

辛散通便是治疗脑瘤的着力点，辛散是指发汗，《伤寒论》中的麻黄汤，能辛散发汗，是因为肺主皮毛，肺朝百脉，肺有宣升和肃降的功能，下输膀胱，通调水道，通脑开窍，而麻黄恰恰有这方面的功能，孙思邈首创的大小续命汤，抢救脑昏迷，行之有效，笔者在实践中体会到脑出血、脑瘤用麻黄会起到意想不到的作用。麻黄的温阳作用可起到五通作用：通脉、通尿、通窍、通汗、通便，使尿量增加，颅压下降，瘀血得化，热能化冰，破阴回阳，辟秽开络，引水下行，气血得利，经络通畅，脑窍诸症自然缩减，即便肿瘤还在，也只能处于“人瘤同在”的地步。

关于通便，目的在于使邪有出路，使邪气排出，辛散之麻黄可使尿量增加，因为肺与大肠相表里，麻黄能发挥肺的促排便功能，如用大黄麻黄附子汤具有破冰解凝的作用，辛夷和麻黄有通窍达脑、祛积化瘤的作用。

（3）健脾调胃治脑瘤

脾胃为气机中轴，升降之枢纽，后天之本，脑瘤处于空窍之内，颅窍坚实，它不同于五脏六腑之肿瘤，一旦血瘀成积，水瘀积聚发生，影响气血环流，脉络受阻，神明失主，肢体失用，九窍失司，越过三阳而生疾，寒邪直中三阴，又影响到三阴功能的发挥，肾不主水，脾不主运化，肝失疏泄而出现头痛、呕吐、抽搐、吐涎沫等，张仲景在《伤寒论》描述为胃寒反肝，肝胃不和，痰饮上冲，血菀于上，用吴茱萸汤来调理枢纽气机。

有人会问，中医为什么能治脑瘤呢？调控阴阳、平衡阴阳，是治病的根本，《黄帝内经》上讲到："天食人以五气，地食人以五味……夫五味入胃，各归所喜，故酸先入肝，苦先入心，甘先入脾，辛先入肺，咸先入肾，久而增气，物化而常也。"这就说明胃是何等重要也！难怪看患者的治疗有效没效，要以能食为标准，好多肿瘤患者，不是死于肿瘤，而是败于胃气衰竭，胃气已败，进而五脏六腑、表里、三焦、奇恒之腑的功能统统衰竭，胃气已伤，既不能运化水谷，又何以运化药物呢？你再辨证正确，开的药方再好，食不入胃，又有何用呢？因而护胃、健胃在治疗脑瘤中要放到头等的位置，脑瘤的一个主要症状是呕吐，能不能解决好呕吐这一问题，是能不能治好脑瘤的关键。护胃的方药有：苓桂术甘汤、吴茱萸汤、桂附理中汤，还可以随症加减，如藿香、砂仁、草蔻仁等药。

（4）治疗脑瘤问题的对策

1）头痛

《素问·举痛论》曰："寒气客于脉外则脉寒，脉寒则缩蜷，缩蜷则脉绌急，绌急则外引小络，故猝然而痛，得炅则痛立止。"这就要问，头为诸阳之会，是阳气最旺盛的地方，为什么抵不住寒呢？这要从脑瘤的产生谈起，寒是脑瘤产生的主要原因，寒也是疼痛产生的原因，脉络不通，而引起血脉不通，谁主血脉呢？是心，在《黄帝内经》的病机十九条中讲到，"诸痛痒疮，皆属于心"。痛与心又有什么关系呢？因为心为阳中之阳，如果阴盛阳衰，阳气不足，血水内结，血与寒而成积，血瘀时，则积血而不行，寒水结冰，痛的原因找到了，是寒，那么就是阳气不足，所以治痛应以破阴回阳为原则。

头痛是脑瘤的一大症状，能否缓解头痛，是能否取得患者的信任的关键，也是能否使患者继续治疗的关键。若控制失误，患者失去治疗的信心，就会放弃治疗。因而，发掘、探讨、研究一个有效的方剂，是一个重要的任务。笔者集各家之长，研古方之路，寻求妙方仙丹，经多位老师指点，“追风散”成为治疗脑瘤的有效方剂，有几本著作都有记载。

此方出自宋《太平惠民和剂局方》，其中有原始的处方，《局方祛风》也载入该方，并详细讲到该方有祛痼疾、除沉疴、祛风化积等效果。到了明代，龚廷贤所编著的《寿世保元》也记录了该方，都是原药味、原剂量。笔者在实践的基础上在此方中加了麻黄、白芷等药后疗效更佳。将该方起名为“消积止痛散”（有川乌、草乌、石膏、川芎、白芷、人参、甘草、天麻、附子、雄黄［研末入药］、乳香、没药、辛夷、细辛、荆芥穗、防风、麻黄、羌活、全蝎、僵蚕、胆南星、地龙）。此散剂的制法过程从略，共22味药。

川乌、草乌大辛大热，通行十二经络、表里、内外，破沉寒，除疾，祛伏邪，透表里；芎、芷、防、芥、羌、辛芳香透窍，直入脑海，行上开窍，疏风化湿，开门逐盗；天麻、胆南星、附子化积定风；石膏甘寒清热，防止辛热燥烈之过；雄黄解毒消瘀；乳香、没药化瘀定痛；诸虫深入血分，搜剔伏邪；白芷一味，称植物麝香，芳香直通七窍，与川芎相配，专治头痛；麻黄微辛，破阴回阳，其尚能发掘下焦之阳，达皮毛之窍，凡空隙之处皆可锐而入之，故麻黄有破冰解瘀之功效。诸药相伍，对寒积交结，寒水结冰，湿浊血瘀，深伏不出引起的头痛，可祛邪，使邪有出路，因势利导，引伏邪外透。

2）高热

高热是脑瘤常见的一个症状，在正气足的情况下宜阴证化阳，从太阳证处理，如果出现阳明证大热、大渴、大汗、脉大，可用附子加石膏，冰寒同护；如果腑气不通而热，可釜底抽薪，用附子加承气汤，高热自退。脑瘤的高热，重在通畅气机，不在于急救退热，气机一通，高热立退。

3）少阴阳衰，急在旦夕，救阳为急，可用心脑复苏汤，以急救为主，救命为先，暂不考虑治疗肿瘤。

4）寒伏极深，重用麻黄附子细辛汤，使邪外出。桂枝法、四逆法同用。

5）脑瘤转移问题。

脑瘤有原发的，有转移而来的。中医讲的整体观、矛盾观、信息观。不管从哪个脏腑、哪个部位都是在这个人体的整体内发生出来的，都要从扶阳化阴这个总思路出发。以人为中心，以调整气机为主要手段，辛散法、釜底抽薪法都是以调整气机为主，以阳破寒，以阳化阴为主。笔者在治疗脑瘤中，遇到合并肺癌时，在扶阳化阴方剂中加入升麻60～100g，脑瘤合并胆囊癌加延胡索60g、赤芍150g，脑瘤合并肝癌重用柴胡、郁金各80g，脑瘤合并膀胱癌在扶阳化积汤中加金钱草200g，脑瘤并胃癌重用砂仁、豆蔻仁。

病案举例

乔某，女，38岁，平素体健，2009年11月清晨突然双手抽筋，神志不清，3分钟后清醒，后来感到左侧体麻木，站立不稳，畏寒怕冷，在太原某医院做核磁共振发现右侧脑部 1.5cm × 1.2cm 的脑瘤。因家人不同意手术治疗故来院求诊，患者表情淡漠，畏寒怕冷，头疼时，爱用双手捣头顶，感到舒畅，呕吐频繁，一个月内抽搐 3 次，曾服过中药 60 余剂，呕吐减轻，头痛不减，脉沉紧。中医辨证，寒气凝结，血瘀水瘀，脉络不通，寒湿癥瘕，依证定方，试用温阳辛散法，投入麻黄 15g、附子 60g、干姜 12g、吴茱萸 15g、蚤休 15g、山慈菇 15g、茯苓 50g、川芎 15g、白芷 15g，服后头痛有减，呕吐消失，抽搐未发作，精神好转。

王某，男，24 岁，黑龙江哈尔滨市人，于 2013 年 1 月就诊。CT 诊断为脑干旁脑瘤。先后做了 3 次手术，父母携子来我院求治。父母为了给儿子治病，几乎倾家荡产，笔者为其诊治时，走路摇摆不稳，语言不清，眼球上吊，视物不清，痴呆面容，手足冰冷，小便不遗而遗精，寸脉浮，关脉虚，尺脉沉迟。观其脉症：浮脉诸病皆责于肾，关虚责之脾胃，尺脉沉迟责于阳虚，因而按卢氏三段扶阳抑阴法，上则扶阳助心肺通一气之阳，肺朝百脉通调水道；中则调养脾胃乃医家之王道，抑阴化气；下则养精固涩，温督通脑，升清降浊。方药：附子 30g，辛夷 20g，麻黄 10g，细辛 15g，砂仁 15g，草蔻仁 15g，藿香 12g，五味子 30g，枸杞子 30g，菟丝子 15g，补骨脂 15g，淫羊藿 20g，冰片 0.5g（冲服）。配合热效应疗法、足针治疗、药氧疗法、督脉火罐疗法，经过 50 天的精心治疗，遗精、遗尿自控，视物清楚，眼球平视，走路平稳，语言流利。患者出院数日后，核磁共振复查脑瘤消失大半，上班工作。

第八编 中医药领悟治癌症

恶性肿瘤在医学上被称为癌症，癌症的死亡率很高。攻克癌症不是一件容易的事，到目前还没有一位高明的医学科学家能够攻克癌症。

长期以来，癌症被认为是“不治之症”，甚至是死亡的象征，不少医生对治疗癌症也消极悲观，无能为力。患者一旦确诊了癌症，首先在心理上受到严重的刺激，在精神上也受到极大的打击，丧失了对癌症治疗的信心，摧残了日渐衰弱的机体，患者由于精神上的压力，从而导致整个机体全面衰竭。

如果在治疗癌症时采取正确措施，用中西医结合的治疗方法，有 1/3 的癌症是可以被预防的，有 1/3 的癌症是可以被治愈的，不能治愈的癌症大多数可以改善症状，减轻痛苦，延长患者的存活时间，取得较好的效果。不能一律认为癌症是“不治之症”。有些癌症是可以被治疗的。

癌症能否治愈，关键在于一个“早”字。癌症治疗的早或晚与治疗的效果有着密切的关系，宫颈癌早期病变局限，几乎都能治愈。胃癌在显微胃镜下能够被早期发现、及时治疗，5 年内生存率可达 90% 以上。肝癌如果能通过血清甲胎蛋白的检测及 B

超、CT等检查而早期诊断，得到及时治疗的，5年内生存率可达70%左右，甚至可以被完全治愈。

癌细胞不是几天、几个月就会发生癌变，在临床上出现症状和体征是一个比较缓慢的过程，这个过程胃癌需要37个月的时间，肝癌需要18个月的时间，而宫颈癌则需要长达15年的时间。这就告诉我们，早期发现癌症是有可能的。早期发现、早期诊断、早期治疗可以抑制癌变的发展，会大大提高治愈率。

发现癌症已到了晚期，是否还有治疗意义？对晚期癌症患者的治疗，应采取积极的治疗态度，从而减轻患者痛苦，延长患者的生存时间，提高患者的生存质量，并积极治疗各种并发症。在这一点上笔者积累了不少经验，发掘整理了不少治癌的偏方，提供了治疗癌症的有效方法。癌症患者在经过手术、放疗、化疗后，病情仍得不到控制，是因为放疗、化疗在杀死癌细胞的同时，也给正常细胞带来难以承受的打击。因此，寻找一种能够杀伤癌细胞，又能保留正常细胞的方法，成为医学领域治疗癌症的目标。

1. 抗癌固本汤治疗癌症手术后

在肺癌切除、胃癌切除、肠癌切除及其他癌症的术后，皆给患者造成极大的创伤，有的手术虽然把癌瘤切除了，但癌细胞在血液和淋巴液中还有转移的可能。在术后这一段时间，多数患者表现为气血双亏，脾胃失调，抗病能力低下，出现精神倦怠、四肢无力、面色萎黄、消化不良、不欲饮食、气短懒言、大便溏泄等症状。投以抗癌固本方可扶正固本，加强疗效。

抗癌固本汤

组成：人参10g，黄芪20g，当归16g，杏树根30g，山豆根

10g，香菇15g，竹茹3g。

制法：上药煎煮，先煎人参15分钟，而后放其他药再煎1小时，煎液400ml，每次服200ml。

用法：每日1剂，1剂分2次服，1次200ml，以人参蜂王浆1支为引，20剂为一疗程。

病案举例

李某，男，48岁，某钢铁公司工人。2004年3月，因胃窦癌做了胃大部切除术，术后月余纳食量少，食后恶心，腰腿酸困，疲乏无力，精神欠佳，大便溏稀，形体消瘦，面色晦暗。西医诊断为胃癌术后，建议化疗。因体虚纳差，食入即吐，不能化疗，故先用中药对症处理，用恢复脾胃功能、扶正固本之法。药用黄芪20g、人参10g、当归15g、杏树根30g、山豆根10g、香菇15g、竹茹3g，并以人参蜂王浆1支为引，服20剂后诸症好转。又继续服用30剂，体重增加，纳食量增加，精神良好。大约服抗癌固本汤100余剂，人参蜂王浆300余支。在2008年经B超检查和肝功能化验正常。

【按】本方经过中国中医科学院中药研究所药理研究证实，能够提高免疫功能，改善症状，延长生存期，增强网状内皮系统的吞噬功能，促进淋巴细胞的转化功能，增加机体免疫球蛋白的含量。人参蜂王浆经上海中医学院沈自尹教授研究及通过动物试验证明，具有抗癌细胞分化和癌细胞更新的作用。抗癌固本方适用于癌症术后体质虚弱，消瘦乏力，以及晚期癌症患者纳差少食、淋巴转移者。

2. 益化汤治疗化疗反应

对于肺癌、食管癌、肝癌、胃癌、结肠癌等，到了晚期，失去了手术机会或手术中发现淋巴转移时，为挽救生命，延长患者生存时间，或减轻症状，缩小瘤体，在医生的指导下必须使用抗癌的化疗药物治疗，称为“化疗”。抗癌药物有长春新碱、氟尿嘧啶、甲氨喋呤、喜树碱等化学药品。这些药物进入人体后，缺乏对正常细胞和癌细胞的选择性，所以在杀死癌细胞的同时往往也误伤了正常细胞，引起局部和全身反应，如对骨髓、心脏、肝脏、肾脏、胃肠都有一定的影响，出现一些不良反应，轻者可自行恢复，重者会影响到治疗效果，甚至不得不中断治疗，致使肿瘤迅速扩散，有时因为不良反应的产生，破坏了机体的免疫功能，即使肿瘤一时缓解，也会很快卷土重来，广泛转移。

化疗引起的反应，表现为头晕目眩、疲乏无力、精神不振、大小便失调、腹痛腹胀、血红蛋白低下。一般血红蛋白在70g/L以下者属于中医的气血失调、脾胃不运、肝肾损伤，从而引致诸病丛生，百病齐发。

笔者在治疗癌症化疗性反应时，常用岳美中的益化汤，重在调理脾胃、兴阳补肾，补先天之肾，益后天之脾胃。该方对化疗造成的不良反应有保护机体、提高免疫功能、升高血红蛋白、补气益血、加强抗癌的作用，并可提高化疗效果。

益化汤

组成：杏树根30g，核桃树枝30g，党参20g，黄芪30g，山茱萸15g，女贞子15g，菟丝子20g，生地黄20g，枸杞子15g。

制法：将找到的杏树根破碎成1.5cm见方的小块并去皮，核桃树枝切成2cm长的长条，与其他药混合在一起，用凉水1000ml浸泡1小时，煎至400ml。

用法：将煎煮的400ml药液分2次服，在化疗前先服5剂，接着化疗，在化疗间歇期间，继续服用益化汤，在化疗一个疗程期间服20剂。

病案举例

齐某，女，56岁，某市辛寺街人。主因消瘦疲乏，腰痛半年，面色渐黄，胃痛不适，自认为是家务劳累所致。服中药数剂后精神好转，大便三四日一行，干燥，有时右腹部鼓出一包块，按摩或大便后即可消失。老中医诊断为肝郁气滞，脾胃不和，曾服疏肝理气的中药治疗，半年后体重增加，纳食尚可。在2009年9月3日晚患者突然恶心呕吐，上腹部疼痛，经B超检查，提示：胆囊炎，胆结石，经抗炎、利胆，疼痛减轻而出院，但仍感疲乏无力，体重减轻，渐出现贫血症状。做全消化道造影，发现横结肠右侧有2.5cm×3cm大小的肿瘤，即刻行结肠切除术，打开腹腔探查，发现肿瘤与胰腺粘连，大网膜淋巴结肿大成串，已不能根治切除。予以支持疗法，输血、输白蛋白后，一般精神尚可，在化疗前服益化汤10剂，接着用VFP化疗法：即长春新碱、氟尿嘧啶、环磷酰胺1周静脉点滴2次，6周为一疗程，中药益化汤每日1剂。连续化疗2个疗程后大便通畅，腹痛减轻，未出现化疗反应维持了14个月，后患者因急性心肌梗死发作而死亡。

【按】 益化汤是笔者跟随岳老会诊时所获，该方对化疗引起的全身反应，特别是胃肠道的反应较好，几年来，经过验证，对使用6－甲巯基嘌呤、环磷酰胺、阿糖胞苷、甲基苄胺等对肝有毒性作用的药物而引起的中毒性肝炎、丙氨酸氨基转移酶升高有较好的效果。

益化汤对化疗造成的骨髂抑制，表现为白细胞减少、血小板下降、严重的血红蛋白下降均有效。

3. 益放汤治疗放疗后不良反应

放射性疗法治疗癌症又叫“烤电”，是用钴的放射线直接作用于癌瘤部位，来杀死和抑制癌瘤的生长浸润。用放射线治疗癌症叫“放疗”，用它治疗食管癌、宫颈癌、肺癌、乳腺癌、纵隔肿瘤均有明显的效果。但也会引起一些放射性疾病，如放射性肺炎、放射性膀胱炎、放射性脱发症等。经临床观察，放疗后容易出现的症状有咽痛、疲乏无力、纳谷欠佳、精神不振、手足心烧、心烦郁闷、失眠多梦等，而且大多数患者出现紫舌、舌有瘀斑、舌下静脉瘀血，属于中医的瘀毒内结。用养阴生津、清热解毒的益放汤治疗放疗后不良反应有较好效果。

益放汤

组成：枣树根40g，瓜蒌根30g，茯苓30g，猪苓20g，麦冬30g，天冬20g，赤芍50g，丹参20g。

制法：上药水煎至500ml。

用法：每日1剂，水煎500ml，分2次服用，一疗程20剂，在放疗前5天服用，每日1剂，或放疗后出现咽痛、饮食欠佳时即服。

作用：在癌症患者放疗时可减少痛苦，增加放疗的敏感性，增加抗癌的活性，促进机体免疫功能，增加早期癌细胞结合水的性能，使体重增加。

【按】本方来自襄汾县王某之手，王某患食管癌，在北京某医院用钴烤电治疗，治疗不到7次时，便出现口干咽痛、手足心热、干呕欲吐、吐白色泡沫痰、头晕心烦，不能再坚持放疗。这时托人找了位医生，开的方子中有枣树根、瓜蒌根、猪苓、丹参、赤芍、益智仁、乌药，服了几剂后，饭量增加，口吐白沫也很少了。精神好转，又继续放疗，同时还服中药，月余后，吐出一两口血块，食管造影，钡剂通过顺利，食管壁变软。以后又服了60剂，病情全面好转而出院。有一次王某领着一亲戚来看病，将此方赠出，经给别人一用确实有效。试用本方在食管癌的放疗前后，确有一定的效果。

4. 美髯散治疗放化疗后脱发

癌症经过直接放疗和大剂量的应用环磷酰胺、甲氨喋呤、长春新碱、复生霉素、甲基苄肼等抗癌化学药品，均可引起不同程度的脱发，轻者头发稀疏，重者头发脱光。用美髯散既可继续抗癌治疗，又可促进脱发完全生出。

美髯散

组成：核桃树根30g，山豆根20g，龟甲胶20g，紫河车30g，当归20g，阿胶20g，鹿角胶30g，何首乌20g。

用法：水煎服，每日1剂。

作用：本方适应于癌症放疗及化疗后引起的脱发、放射性皮炎、放射性神经炎。

病案举例

贺某，女，38岁，山西省某县下湾村人。主因停经妊娠3个月，阴道流血，状如葡萄，经检查确诊为葡萄胎。经住院刮宫处理，病理报告为绒毛膜上皮癌，转太原某医院，进行放疗1个月后咳嗽咯血，拍胸片发现右肺有三处圆形阴影，诊断为肺癌（转移性病灶）。化疗用长春新碱、6－甲巯基嘌呤、环磷酰胺等，经放疗和化疗后肺部病灶消除，但患者出现体质衰弱，持续性低热，头发及腋毛、阴毛脱光，服用美髯散，其组成为龙葵、女贞子、当归、龟甲胶、紫河车、鹿角胶、核桃树根、山豆根、何首乌等，服用60剂后诸症消失，长出乌黑头发，随访15年，身体健康。

【按】从多年的临床经验看，癌症的确是顽症、难症、痼疾，但不一定都是绝症，手术治疗、放射线治疗、化学药品、中医中药抗癌均有效。而散在民间的抗癌药方，特别是癌症患者在与癌症的斗争中试用过而有效的药方，更为可贵难得。许多方法结合起来治疗可取长补短，使癌症患者减少痛苦，恢复体力，延长生存时间，有一部分患者的瘤体明显缩小。在手术后，放疗、化疗前后用中药偏方，为癌症患者提供了治疗的机会和希望，中药偏方作为一个辅助疗法，为治疗和预后提供了理想措施。

5. 抗瘤散治疗脑瘤

脑瘤以胶质瘤为多见，常出现头痛或癫痫性抽搐症状，也有的患者因出现视物模糊、视力障碍，或共济失调、头晕健忘来就诊。经过脑脊液检查发现颅压增高，蛋白含量高，或找到癌细胞，颅骨X线平片，也能做定位诊断，脑电图上的肿瘤定位在80%以上，而诊断要CT扫描最为准确。关于脑瘤的治疗，若不能手术，在放疗和化疗时，使用抗瘤散尚可有效。

抗瘤散

组成：珍珠粉0.5g，牛黄粉0.5g，半边莲20g，白花蛇舌草20g，川芎20g，黄芪20g，当归10g。

制法：除牛黄、珍珠粉外，把半边莲、白花蛇舌草、川芎、黄芪、当归切碎浓缩煎煮，过滤、烘干成粉，与牛黄粉、珍珠粉混合装胶囊，1粒0.33g。

用法：1次3粒，1日3次。

病案举例

李某，女，18岁，患者于2009年2月出现左下肢抽搐，呈间断性发作，有时头痛，在某医院做CT扫描，发现右顶突中部及周围有广泛弥漫性边缘模糊的低密度区，CT提示右顶叶中部占位性病变，结合症状，诊断为脑瘤。2009年4月份给配制抗瘤散胶囊1000粒，1次3粒，1日3次，服2周疼痛减轻，6周后疼痛消失，再未见抽搐发作，能坚持高中复习，暑期高考成绩优秀，考上大学。

6. 舌橙汁漱治舌癌

舌癌又名“舌菌”，《医宗金鉴》描述其症最恶，初如豆，次如菌头蒂大小，故名“舌菌”，疼痛红肿烂脱皮，朝轻暮重，若治失调以致肿，突如泛莲，或状如鸡冠，舌体短缩，不能伸舒，妨碍饮食言语，时流臭涎，再因怒气上冲，忽然崩裂，血出不止，至久延及项颌，肿如结核，坚硬触痛，皮肤如常，项软色暗红，破溃时流臭水，腐如烂棉，其症虽破，坚硬肿痛，仍不退减，此为绵溃，甚至透舌穿腮，汤水漏出。以上说明舌癌性恶，早期局部浸润，晚期邻近淋巴转移。此症手术和放疗较为困难，用偏方舌橙汁治疗有效。

舌橙汁

组成：苦参30g，山豆根30g，龙葵30g，白花蛇舌草10g。

制法：将上药煎汁，配冰片0.1g。

用法：用上药含漱，1日数次。

7. 鼻咽灵汤治鼻咽癌

鼻咽癌又名“脑崩”“脑漏”，在鼻咽部可检查到黏膜充血溃疡或肿物，细胞涂片可检查到癌细胞，X线检查可发现鼻咽后壁肿物。鼻咽癌手术治疗可达到根治目的。鼻咽癌对放疗也敏感，放疗时配合口服益放汤效果甚好，化疗时配合服用益化汤，而单纯用鼻咽灵汤也较有效。

鼻咽灵汤

组成：龙葵30g，急性子30g，山豆根20g，山慈菇20g，白花蛇舌草20g，贝母20g，半枝莲20g，蚤休10g。

制法：水煎煮。

用法：每日1剂，1剂分2次服。

作用：消肿散结，清热解毒，化瘀利咽，抗癌理气，活血疏肝。

【按】此方是著名中医耿鉴庭教授所传，是他多年治疗癌症的经验方，可消肿散结，攻毒败毒，他用此方治疗鼻咽癌数十例，有效率达到80%以上，预防浸润和淋巴转移尚有奇效。

若有淋巴转移，可用山豆根20g研粉加冰片少许，配合醋敷于肿大的淋巴结处，同时服用鼻咽灵汤。若放疗和化疗加服此汤药更有效果。

8. 蚤休清音汤治喉癌

喉癌又叫“喉风”“喉瘤”“喉痹”“烂喉风”“僵喉风”等，在《医宗金鉴》中记载：“喉瘤郁热属肺经，多语损气相兼成。形如龙眼红丝裹，或单或双喉旁生。”一般到了喉癌晚期，患者均有失音嘶哑，用喉镜能检查到喉癌大小、形状，组织活检可检查到癌细胞。喉癌可用蚤休清音汤治疗。

蚤休清音汤

组成：蚤休30g，急性子30g，蝉蜕10g，桔梗10g，牛蒡子20g，锦灯笼10g。

制法：水煎煮，煎汤至400ml。

用法：每日1剂，1剂分2次凉服。

作用：清音消肿，活血散结，清咽利喉，利湿解毒。

喉症散

组成：斑蝥2g，乳香2g，没药2g，全蝎2g，血竭2g，麝香1g，冰片1g。

制法：研成细末。

用法：取药末撒在消炎止痛膏的中心，贴于颈部肿物部。

病案举例

张某，男，50岁，山西省某地区蒲剧团工人。2008年6月突然声音嘶哑，音低喉痛，吞咽不利，痰涎壅盛，口臭恶心，欲食难下。在耳鼻喉科确诊为喉癌，手术切除困难，颈部有转移，对抗癌药过敏，全身发痒，恶心呕吐，形体消瘦，要求用中药治疗，投以蚤休清音汤，外贴喉症散，经50剂中药治疗后喉癌肿物缩小，右颈部肿大的淋巴结消失。共服300余剂，语言清利，体重增加，肿物缩小，随访3年，身体健康。

9. 开噎散治疗食管癌

食管癌中医称“噎膈”，主要表现为饮食吞咽受阻，食物难下，或食入即吐。噎是指吞咽食物时不顺，膈是指膈塞不通，食物难下。（食管癌最显著的症状是咽下困难，并呈进行性发展，开始较轻，只是在进食时感咽部饱胀不适，以后阻塞症状逐渐明显，固体食物不能顺咽，只能通过液体，最后唾液也不能往下咽。因此，患者常常吐出唾液，且形体消瘦，有严重脱水征象。X线钡餐检查，可见病变部位黏膜紊乱，食管壁坚硬，蠕动减弱，管腔狭窄，不规则充盈缺损，钡剂通过受阻等，病变上方食管不同程度地扩张，活体组织检查提示在食管及颈部淋巴结均有癌细胞。这些说明食管癌已有转移，不能做根治手术。不管食管癌的早期、中期、晚期，中药都有效，当然手术机会不能错过，若到了食管癌晚期，失去手术机会，可用放疗，或者配合中药治疗，如偏方开噎散可取效。

开噎散

组成：硼砂 60g，火硝 30g，硇砂 6g，沉香 10g，礞石 15g，冰片 10g。

制法：上药研细末，待用。

用法：1 日 3 次，噙化缓下，1 次 1g，至涎沫吐尽，甚至吐出血块，连续 2 天停药，隔 5 日后可再噙化。

化瘀散噎胶囊

组成：雄黄 1g，朱砂 6g，山豆根 12g，五灵脂 12g，硼砂 6g，芒硝 30g，射干 20g，青黛 6g。

制法：上药研粉末，过筛研极细粉，装胶囊，1 粒 0. 3g。

用法：1 次 2 粒，1 日 3 次。若吞服胶囊困难，可去胶囊服散剂。

软坚散结汤

组成：沙参 15g，玉竹 15g，麦冬 30g，山药 20g，白花蛇舌草 30g，山豆根 70g，商陆 12g。

制法：水煎服。

用法：每日 1 剂。

病案举例

①付某，男，55 岁，在某海军医院诊断为食管上 1/3 食管癌，不宜手术治疗，锁骨上已有淋巴转移，转回本地区医院治

疗，患者来诊时消瘦，吞咽困难，进点滴牛奶即吐，已 10 余天无大便，每日吐涎沫 700ml。给予开噎散每次 1g，1 日 3 次，口含第 4 天后能进牛奶 300ml 未吐，大便如羊粪状，较硬，后来已能进流食，治疗期间因感冒引起心肺衰竭而死亡。

②郑某，男，69 岁，煤矿工人，2004 年 3 月 2 日入院。主因咳嗽、气短、痰多，半个月服中药 20 余剂，不见好转。住院后拍胸片，肺部感染，予以抗生素治疗，咳嗽减轻而自觉吃饭后胸前不适，胀满憋气，经食管造影，发现上三分之一黏膜紊乱，管壁较硬，有不规则充盈缺损，但管腔狭窄不明显，请外科会诊因食管癌位置靠上与后壁有粘连，说明有转移，患者拒绝手术，要求配制中药治疗。用祛噎丹 1 日 5 次，1 次 1 粒，口噙化吞下，治疗 7 天不见涎沫吐出，吃固体食物自感困难，而后改为开噎散 1 次 1g，1 天 6 次，口噙缓下，第 3 天吐出涎沫和血性黏液，自感胸部轻松，吃饭顺畅，因大便干又配制化瘀散噎胶囊，经过 1 个多月的治疗，食道壁柔软，蠕动正常，又给服偏方软坚散结汤，连服 30 剂，每日 1 剂，最近 1 年来病情稳定，还能骑自行车上街买菜。

【按】开噎散和祛噎丹的中药成分剂量是一样的，只是一丹一散之区别，在服法上各异，笔者在研究治疗食管癌的过程中发现丹剂量少，服数日后才能吐出食管黏膜及癌性组织，而后用散剂噙化缓下，1 日数次，一两天可把涎沫吐尽，即便是饮稀食不下，而后用散还可进流食或普通食。

据一位患者讲，他患了食管癌，请农村医生给配了 1 剂中药，服了后吐得很厉害，他就想了个简单办法，把胃得宁胶囊的药粉倒出来，把化瘀散噎的药粉装在空心胶囊内，服了几天，再也未见呕吐。后来他告诉医生，散剂可引起消化道反应，而胶囊可克服此弊病。这就制成了化瘀散噎胶囊，经过验证，该药粉治疗食管癌早期、中期比较理想。

药理分析：雄黄、硼砂、朱砂可清化痰热，解毒攻毒，山豆根、射干、青黛清热解毒而解痰痹，五灵脂行瘀通络，芒硝软坚通便而开噎。所以本方有化瘀破瘀、清热解毒、软坚散结的功效。

10. 五草养肺汤治肺癌

肺癌为支气管黏膜和细支气管肺泡的原发性癌症，中医称“肺积”，名曰“息贲”。《严氏济生方》论述曰：“息贲之状，在右胁下，大如覆杯，喘息贲溢，是为肺积。”对肺癌采取积极的多学科综合治疗，手术彻底清除肺癌的效果较好，但也有50%的肺癌在确诊时已有转移和扩散，能手术治疗者只有20%左右，5年生存率仅20%～30%，化学疗法、放射疗法效果也不太满意。因而中医界人士积极地博采众方，挖掘研究中医的有效偏方，希望在肺癌的治疗上发挥更大的作用。著名老中医赵今多教授的五草养肺汤具有解毒除痰、凉血养阴、消痰散结的功效。

五草养肺汤

组成：仙鹤草15g，人参10g，夏枯草12g，鱼腥草15g，白花蛇舌草20g，败酱草15g，麦冬30g，贝母20g，龙葵15g。

制法：上药按剂量配齐，用凉水600ml浸泡，文火轻煎半小时，煎药时间不宜过长，因轻煎则草类药味入肺。

用法：每日1剂，1剂分服2次。以蟾蜍酒1杯为引。

病案举例

①李某，男，38岁，2002年4月发病，咳嗽，痰中带血丝，

左胸痛，胸部X线拍片可见左肺中下叶内带有片状模糊阴影，按肺结核治疗1个月余无明显效果，2003年3月复查CT，提示左肺叶前段近肺中带有3cm×5cm大块阴影，密度均匀，边缘不规则，痰中查到未分化的癌细胞，诊断为中心型肺癌，在某医院经过6次化疗，每次间隔7天，胸痛加重，体重明显下降，胸外科会诊可触及锁骨上淋巴肿大，诊断为肺癌转移，为非手术适应证。患者面色灰黄，气促唇紫，咳嗽痰稀，两肺呼吸音弱，左颈部前斜角肌后淋巴结肿大约1.0cm×0.4cm×0.2cm，稍有压痛。赵今多教授拟方五草养肺汤，连服30剂，治疗中间，不断来复查，有时在五草养肺汤中加沙参、天花粉、郁金等药以养阴疏肝，服药1个多月后拍片示瘤体缩小，精神好转，食欲增加，咳嗽减轻。

②尚某，男，61岁，退休工人，缘于咳嗽、痰中带血丝、气促，于2003年9月20日就诊，主诉痰喘、胸痛，经X线片诊断为右肺支气管肺癌，痰液中发现癌细胞。咳嗽，痰黄，短气，纳呆，口唇紫红，舌有瘀斑，苔白厚，脉滑数。查体：消瘦，淋巴结肿大，X线胸片提示右肺门3cm×3cm团块密度增高阴影，边缘尚清，右下肺部可见1cm×1.3cm致密阴影，边缘清楚，诊断为支气管肺癌。治拟清热除痰、化痰养阴的五草养肺汤：人参、贝母、龙葵、仙鹤草、鱼腥草、夏枯草、葶苈子、瓜蒌、守宫等，服用40余剂，患者自觉症状好转，纳食量增，诸症减轻。为巩固疗效，将五草养肺汤配制成丸药，1次2丸，1日3次，6个月后复查X线片，右下肺阴影消失。继用该药治疗。

【按】 赵今多教授对肺癌治疗有独到之处，治疗上有一定的效果，对于肺癌术后他配制五草养肺丸或服汤剂疗效达到60%以上。化疗、放疗时配合五草养肺汤可提高疗效，赵今多是有名的治肺癌专家，对肺癌的治疗可谓自成理论、自成体系、自成一家。

赵老师讲到肺癌的发病，可以概括为“痰、热、虚”3个字。肺癌的发生与脾虚痰湿、肺郁痰瘀有关。所以肺癌的症状就是“痰”，咳嗽是痰瘀搏结引起的，咯血胸痛是痰湿壅肺引起的，淋巴转移是痰核流注引起的。肺癌发生的另一个原因是热邪灼肺，肺失宣化，肺气贲郁而成癌，癌细胞坏死，要产生炎症和发热，因而咳嗽胸痛和咯血。肺主气，癌症所生，其气必虚。“虚”指肺气虚、肺阴虚，虚而生热，热和痰伤肺更易引起肺虚，所以肺癌多出现干咳少痰、咯血、舌红少苔、脉细数。五草养肺汤就是针对肺癌产生的病因“痰、热、虚”而创立的。其中贝母、夏枯草、鱼腥草、败酱草清热化痰；人参、麦冬、仙鹤草益气养阴，润肺宣肺；白花蛇舌草、龙葵解毒散结。药味不多，配合恰当，紧扣病因，作用专一，试用效佳。

经赵老师治疗的200余名肺癌患者，改善症状者占71%，淋巴转移消失者占12%，1年生存者占19%，总有效率为62%。

11. 胃癌散治疗胃癌

胃癌是最常见的恶性肿瘤，占癌症的30%～40%，因为胃是空腔脏器，像CT和核磁共振最先进的仪器也难早期诊断出来，目前用胃镜可以直接窥视胃内病变形态，并可采取活体组织检查，对胃癌的诊断有很大的帮助。

胃癌的症状不明显，甚至毫无症状，如果发现自觉症状，大多已到了晚期，胃癌的症状有上腹部不适或隐痛，在饱餐或饮食不节后症状明显，有时疼痛，有时反酸，嗳气，食欲减退，体重减轻，疲乏无力，贫血等，有时发现黑便或吐血。到了胃癌晚期，患者可发现上腹部有肿物。

据笔者经验，对胃癌应有百倍的警惕，凡40岁以上，初次有上腹部疼痛和不适，或患病时间较长，治疗效果差的患者，必须做胃镜检查，以取得早期诊断的主动权，千万不要认为症状轻微无关紧要，不去检查，这很可能会失去治疗的黄金时间。凡长期按消化不良治疗而癌前病变的胃息肉、萎缩性胃炎、幽门或胃窦部炎症及溃疡，皆应做胃镜检查。对可疑性胃癌或已经确诊为胃癌或手术切除和化疗前准备的，皆可服胃癌散。

胃癌散

组成：人参50g，茯苓50g，白术50g，蜈蚣20g，山豆根60g，枣树根60g，商陆60g，延胡索30g，白芷50g。

制法：①蟾蜍1个，用酒120ml浸泡3小时，取出蟾蜍，挥发酒味，用此液的1/2喷洒其他中药，制成引药服之。②山豆根、枣树根晒干，研成极细粉末。③商陆和延胡索皆用炙醋浸泡3天后晒干，喷洒蟾蜍挥发酒液再晒干，研成极细末。④人参、茯苓、白芷、白术、蜈蚣等研成细末，和以上诸药混合成粉剂。

用法：1次2g，1日3次，或装胶囊，1次4粒，1日4次。60天为1个疗程。

病案举例

李某，男，68岁，某县后腰村人。既往有胃小弯溃疡病史。1983年3月来院就诊，自觉上腹疼痛，服解痉止酸剂，不得缓解，反酸嗳气，纳食量少，上腹膨满，喜温怕冷。胃造影提示：胃溃疡癌变，配制胃癌散1剂，一个疗程后疼痛减轻，食欲增加，2003年9月胃造影，提示胃部不规则充盈缺损缩小，继服胃癌散，4个月后再未发生疼痛，2004年3月造影，提示溃疡愈合，胃壁柔软，蠕动正常。

【按】胃癌散是洪洞县曲亭村的于青和老中医所传，他出身于中医世家，以土方、偏方、祖传验方治病，他以农为生，不以医谋利。他治病所用的药材都是采集的，如土鳖虫、全蝎、蟾蜍等虫类药皆是来自田间、野地、荒坡，他喜爱用树根治癌症，如柳树根、枣树根、葡萄树根、核桃树根等。许多药是《本草纲目》也未记载过的。他触类旁通地说根能治根本，一棵树枝叶枯萎，只要根还活着，就可长出新芽，根有更新的作用。他采集的根、茎、叶、花类药材就达数10种，遇到什么病，抓上几撮让患者一服就好。有不少疑难大病，经过他配个偏方，就迎刃而解。笔者看了他治病的方法真是受益匪浅。

胃癌散就是于青和家几代传下来的秘方，中国中医科学院中药研究所实验研究出山豆根、枣树根有抑制癌细胞生长的作用，可刺激癌细胞更新为正常细胞。胃癌散具有扶正生新的作用，可提高患者的免疫功能，改善临床症状，促进健康淋巴细胞的转化功能。

胃癌散无不良反应，对失去手术机会，化疗、放疗出现反应者，均有一定的效果。

12. 肠癌灵汤治疗结肠癌

结肠癌发生于乙状结肠、盲肠、升结肠、降结肠、横结肠，一般叫肠癌。其症状表现为腹部不适、腹痛、腹胀、便秘等，很像胆囊炎发作，有的患者可表现为持续性隐痛、腹泻、便血或黏液便，有时可触及活动性肿块，发病时间过长可出现疲乏无力、消瘦、贫血等症状，到了晚期肝大、腹水，锁骨上淋巴结肿大，X线钡剂灌肠造影可以确诊。

结肠癌早发现、早手术效果很好，放疗、化疗都不敏感，到了晚期中药尚有一定的效果，肠癌灵汤可以试用。

肠癌灵汤

组成：再生草 20g，白花蛇舌草 20g，麻黄根 15g，蚤休 30g，龙葵 20g，水牛角粉 2g。

制法：再生草、蚤休、白花蛇舌草、麻黄根、龙葵用水煎煮，煎至 400ml。水牛角粉冲服，1 次 2g。

用法：1 日 3 剂，早、中、晚随饭饮汤，冲服水牛角粉，蜈蚣鸡蛋为引。蜈蚣鸡蛋的制法：将鸡蛋打一小口，把粉碎之蜈蚣末从鸡蛋小口放入，口朝上蒸熟，1 日 3 次，1 次 1 颗蜈蚣鸡蛋，吃 100 条蜈蚣为一疗程。

病案举例

①邹某，男，48 岁，某市王村教员，2008 年 4 月 20 日就诊。主诉腹满胀憋，下腹部不适，有时便秘三四天一行，有时大便溏泻，有黏液，上腹在着凉后鼓起一气包，按摩后即可消失，在市医院做 B 超，提示有胆囊炎。经治疗后，诸症不减，仍感腹胀，饥饿时在上腹部可触及肿块，胃肠造影未发现异常，于 2009 年 2 月进行灌肠，在横结肠右部发现约 6cm 肠管狭窄，准备手术之前，在右前臂做普鲁卡因过敏试验，因过敏，皮肤溃烂坏死，未能行手术治疗，建议化疗和中药治疗。用肠癌灵汤：蚤休、白花蛇舌草、再生草、麻黄根、龙葵等药，1 天 3 剂，早、中、晚各 1 剂。蜈蚣鸡蛋 1 日 3 颗。服后诸症缓解，食欲增加，服 60 剂后改为 1 日 2 剂，蜈蚣鸡蛋 1 日 3 颗，狭窄的肠管扩张，瘤体缩小。又继续服 6 个月，体重正常，活动正常，已恢复代课教学。

【按】肠癌灵汤是一位结肠癌患者用过的偏方，已治愈了他的结肠癌，因为在他身上很灵，他起方名为“肠癌灵”。他想在别的结肠癌患者身上试一试是否有效果，于是把方子赠了出来。

②患者姓李，不愿透露名字，就称老李的秘方吧。老李，46岁，是某县一农村中学教员，不幸于2004年3月患了结肠癌，腹痛腹胀、大便干燥，三四天一行，有时上腹部鼓起一肿块，痛时非常剧烈，有时让家人按摩一下可以减轻症状。有一天腹痛如刀割，恶心、呕吐，被送到当地乡医院治疗，患者体瘦如柴，痛苦万分，予以打针、输液、灌肠后病情有所缓解，但进食即吐，又送到县医院，在县医院束手无策并无能为力时，又送到某市医院、解放军某医院，有的诊断为肾结核，有的诊断为肠梗阻，后来又送到省肿瘤医院，经过认真详细地检查，被确诊为“结肠癌”，并已到晚期，属于非手术适应证，让其回家休养治疗，与其说回家治疗，不如说在家听天命。

老李腹痛严重，全身疲乏无力，又有贫血症状，一天只能进一点食物。

某日有位亲戚来看望老李，这位亲属平时爱收集一些偏方、单方，也给人治过病，当知道老李患了癌症，腹痛不能吃饭，四五天大便1次，给老李拿了2～2.5kg再生草，让其1次煎煮500g，1次1碗，1天喝3碗，顿顿吃饭，吃饭就喝药，7天后腹痛减轻，大便转为1天1次，饭量增加，但有时上腹部还要鼓起一个肿块。

后来有位医生告诉老李，清热解毒的中草药能治疗癌症，他翻阅了中药书籍，发现在《中草药抗癌秘方》中写道白花蛇舌草、蚤休、麻黄根、龙葵等药能治疗癌症，在他居住一带，农民流传着蚤休治疗痈肿疮疡，吃一帖就好的说法，他就在山上采了几十千克白花蛇舌草，又挖了几千克麻黄根，又买了几千克蚤休，把几种中草药配了个“处方”，煎了几剂，每次煎 3 ~ 4 大碗，每次喝 1 大碗，大约 500ml。老李讲，对癌症不能客气，你硬了，它就软了。只要能攻毒，苦味再大，也得鼓足勇气喝上几碗。有时他把白花蛇舌草、再生草、蚤休的剂量扩大到几倍。一煎就是一大锅，有人看了都猜不出是给人治病，还以为是给牲畜喝药。老李又讲，癌症是欺软怕硬，只要你兵临城下，大兵压境，癌症就得投降，喝药少了根本不顶事。所以他把蚤休煮到米汤中喝或代茶饮，他把再生草和蔬菜一起炒来当菜吃，用抗癌的药味把癌细胞消灭在解毒攻毒药之中。老李还讲了一些道理，人身上的细胞抗病力强、生命力强，耐力强，耐药性也强，而癌细胞是新生的不成熟细胞，毒性强，而耐药性不强，中药进入全身机体，不管是正常细胞还是癌细胞都要接受抗癌药物的洗礼，尤其是对癌细胞，中药更是集中包围，拼命追踪杀伤。大概中药能治疗癌症的道理就在于此吧！

他讲的这些道理，没有人做过试验，也没有第二个人得出这样的结论，但老李的结肠癌用中药治愈了，他估计在治疗过程中吃了有 500 多千克的中药。

“肠癌灵”是由再生草、白花蛇舌草、蚤休、麻黄根、水牛角粉、蜈蚣等药组成。经与《本草纲目》核对证实：再生草是半枝莲。

13. 健骨化瘀汤治骨软骨瘤

骨瘤常见于青少年，好发于四肢，进展较快，转移较早，多转到肺部。

中医认为骨瘤是由肾气亏损、寒邪与瘀血凝聚于骨所致，颜色紫黑，坚硬如石，疙瘩高起，推之不移，紧贴于骨。发生于下肢者近端骨痛，局部压痛，痛如刀割；发生于上肢者，刺痛压痛，上肢不能高举，转侧艰难，用健骨化瘀汤治疗。

健骨化瘀汤

组成：补骨脂15g，杜仲10g，核桃仁25g，威灵仙50g，秦艽15g，细辛6g，川乌6g，桂枝10g，当归15g。

用法：水煎服，每日1剂，一剂分2次服。

病案举例

解某，女，40岁，中学教师。于2003年3月开始右肩部疼痛，之后加重，前臂和手指活动时疼痛加重，遇寒则肩痛不可忍，肩部活动受阻，按肩周炎治疗无效。经对肩关节X线拍片发现，右肩关节囊内有软钙化阴影，诊断为右肩关节骨软骨瘤。因患者不同意手术，而求于中医治疗。右肩关节部位明显疼痛，运动受限，遇冷痛重，舌质淡，苔白薄，脉迟缓。用健骨化瘀汤治疗，服20剂后疼痛减轻，肩活动已不痛，继服中药30剂，抬肩自如，疼痛消失，活动如常人，前后服药100余剂。X线片示右肩关节骨软骨瘤钙化阴影全部消失。

14. 抗癌鸡蛋治疗膀胱癌

膀胱癌中医称“尿血”“血淋”“湿毒下注”。其临床表现为肉眼可见血尿，血尿初期无痛，但其间歇性地反复发作，有时停止，严重时可尿血块，有些患者有尿频、尿急的病象，或排尿时疼痛，做膀胱镜可见到肿瘤的大小、数目、有无蒂及浸润程度。取活体组织做病理检查可进一步确诊，膀胱癌的治疗是早期手术有效，而手术及化疗有困难者可试用抗癌草药煮鸡蛋治疗。

抗癌鸡蛋

组成：黄药子30g，夏枯草60g，败酱草60g，山豆根60g，白鲜皮60g，紫河车60g，半枝莲60g，山慈菇30g，鸡蛋30颗。

制法：将上药和鸡蛋一起放锅内加水半锅煮开，待鸡蛋熟后捞出，击破蛋皮，再放入锅内再煮1小时取出，醋泡鸡蛋24小时。

用法：1日3次，1次1颗鸡蛋，30天为一疗程。

病案举例

阎某，男，49岁，某地区二建工程队工作人员。于2009年5月2日出现尿痛，肉眼可见血尿，膀胱镜检发现为乳头状癌，在某市中心医院做癌基底切除，术后仍尿痛，再次做膀胱镜检，又发现多个乳头状瘤，有时小便不通，用化疗静脉输液，又配合食用抗癌鸡蛋，1剂中药煮6个鸡蛋，1日吃3颗，并服汤药600ml，两个疗程后，未见血尿，半年后又做膀胱镜检，见黏膜光滑，癌瘤消失，食欲正常，体力恢复。现已正常上班。

15. 中医辨证治癌三法三方

癌症的发病原因比较复杂，现在的有关资料表明，肿瘤的发病原理至今还未完全弄清楚，因而给治疗上造成很大困难。

通过一法一方一药很难使癌症得到控制，前边所论述的偏方治疗癌症是建立在对证的基础上，才产生了一定的效果。但我们也观察到一部分患者服药后也不令人满意，所以在这要重点阐述用中医辨证论治，对指导癌症的治疗才能更为有效。

癌症患者的特点为除了肿瘤本身广泛扩散之外，还有合并症、后遗症、继发症，给治疗带来很大困难。所以在治疗时要辨别是虚证还是实证，是热证还是寒证，是实热还是虚热，在虚证当中是气虚还是血虚，在血瘀当中是气虚血瘀，还是气滞血瘀等，都应该辨证得十分清楚，有的放矢地治疗才能取得好的效果。

根据癌症的症状和体征归纳为三法三方：

（1）扶正固本法

扶正固本法是一种“补法”，是治疗癌症的大法之一。它能增强体质，改善机体虚弱状况，不论癌症的早、中、晚期皆宜用。中医对癌症认识是“邪之所凑，其气必虚”。《医宗必读》对肿瘤的形成，认为是“积之成也，正气不足，而后邪气踞之”，后世医家提出了“养正积自消”的重要治法。在《黄帝内经》中提到“阴精所奉，其人寿，阳精所奉，其人夭”。这里指出阴阳之气是人体生命的物质基础，阴阳代谢紊乱，就要产生病理变化。《黄帝内经》指出，“阴平阳秘，精神乃治”，阴阳平衡，就不易发生疾病，当然癌症也就不可能发生。

用“补法”有两种意义：一是补充机体的重要物质，如阴精、阳气；另一种是改善机体不断演变的运动状态，即调节机体阴阳的相对平衡。“补法”能治愈癌症的道理也就在于此。

癌症是一种本虚标实的疾病，是全身疾病在局部的表现，因而癌症的实质是“虚”。其表现有精神倦怠，体质消瘦，面色萎黄，四肢无力，消化不良，大便溏泻，舌淡，脉虚。在癌症中、晚期皆有此症出现。不论肺癌、肝癌、胃癌、肠癌，都可用扶正固本法治疗，在扶正抗癌汤的基础上辨证加减中药治疗。

扶正抗癌汤

组成：人参 12g，黄芪 15g，白术 20g，茯苓 20g，山茱萸 12g，女贞子 15g，菟丝子 12g，麦冬 30g，麦芽 30g，沙参 20g，当归 15g，白芍 20g，谷芽 30g。

用法：水煎服，每日 1 剂，分 2 次服。

辨证加减：若头眩目花，心悸失眠，面色无华，脉细为血虚，在方中加阿胶。

若癌症已到晚期，出现午后发热，五心烦热，夜间盗汗，干咳少痰，身体消瘦，形容憔悴，舌红少苔等一派阴虚火旺的表现，在上方的基础上加鳖甲、地骨皮、夜交藤或重用山茱萸。

【按】扶正抗癌汤具有补五脏的作用，人参、黄芪补肺气，白术、茯苓补脾气，麦冬、人参补心气，山茱萸、菟丝子补肾气，当归、白芍补肝气。

从现代医学研究得出结论，本方能提高细胞免疫功能，促进网状内皮系统吞噬功能，改善机体免疫状态，加强对外刺激的抵抗力，增强激素调节功能，调整患癌机体CAMP与CCMP的比值，增加放疗和化疗的效果，控制复发，以达到抗癌的作用。临床实践也证明，恶性肿瘤恢复期给予扶正抗癌治疗后，一般血象好转与细胞免疫功能提高是平衡的，在放疗和化疗期间服用后，患者的免疫功能恢复，症状改善。扶正抗癌不是用来杀死癌细胞的，而是通过动员全身机体功能，使癌细胞起“逆转”作用。

癌症患者在可能的情况下服数百剂药亦无不良反应，可以作为人体高级营养的补充。该方作为冲剂长期服用更有好处。

经过笔者对百余例癌症患者的观察，该方具有减轻患者痛苦、改善症状、稳定病情、缩小癌瘤、延长寿命、提高生存质量等功能。扶正固本药中人参和黄芪为补药之首。

人参具有大补元气、扶正祛邪、固脱生津、通脉破积、补益五脏、明目安神的作用。现代医学研究证明，人参对大脑的中枢神经系统，特别是对某些部位有某种特异作用。主要是能加强大脑皮层的兴奋过程，对抑制过程也能加强，还能提高人的一般脑力和体力机能，具有“复原性”作用，既能增强机体对各种有害刺激的防御能力，增强机体对气候变化的适应能力，还能促进糖类酵解和能量代谢。人参可刺激造血器官，有改善贫血的作用，并能兴奋网状内皮系统，促进正常细胞的生长。人参有使心肌收缩、心跳变慢的作用，亦有抗过敏、抗休克作用，对癌症有抑制作用。可以说，人参是治疗各种肿瘤的首选药品。

黄芪可补气升阳，益卫固表，托毒生肌，利水退肿。《本草备要》中说：“生用固表，无汗能发，有汗能止，温分肉，实腠里，泻阴火，解肌热。炙用补中、益元气、温三焦、壮脾胃、生血、生肌、排脓内托，疮痈圣药。”尤其在补益方剂中，常常是不可少的药物。据药理研究证明，黄芪可兴奋中枢神经系统，增强人体网状内皮系统的吞噬细胞吞噬外来微生物的能力，并增强抗病力。

黄芪能促进细胞的新陈代谢，延续生长过程，刺激体内淋巴细胞转化。所以说黄芪对治疗癌症有一定的作用。

病案举例

杨某，男，72岁，2008年3月出现咳嗽带血丝，午后低热，并有胸闷气短、食欲不振、渐进性消瘦等症状，经某医院诊断为右胸腔积水，按炎症治疗无效。同年9月又因咳嗽、疲乏无力、精神不振而来求治，X线片示右肺中带有1.2cm×1.3cm的圆形阴影，抽出胸腔积液为血性，诊断为肺癌。中医辨证：咳嗽气短，不思饮食，体倦乏力，二便失禁，舌红绛，脉细数，属阴虚肺热，中气不足，用益气扶正、滋阴抗癌法。用扶正抗癌汤加减治疗：麦冬30g，沙参20g，山茱萸15g，山豆根15g，白花蛇舌草15g，人参20g，黄芪20g，白术20g，当归12g，女贞子15g，菟丝子12g，鳖甲20g，地骨皮30g。服15剂后午后发热已退，饮食增加，咳嗽、气短消失，二便恢复正常，因为有效，原方再服40剂，病情稳定，诸症减轻，在扶正抗癌的基础上随症加减，共服了210剂。在此期间，在化验、拍片、B超中，未发现转移的淋巴结，精神、食欲正常。

（2）清热解毒法

热毒是恶性肿瘤的重要原因之一，特别是中晚期癌症患者常常肿块周围有炎症和坏死，引起局部红、肿、热、痛，全身发热或五心烦热，口干舌燥，小便黄赤，便结或便溏不爽，舌质红，苔黄，脉细，化验白细胞升高，中医辨证为毒热内蕴，宜用清热解毒法。

清热解毒法是治疗癌症的一种重要方法。实践已证明，清热解毒对某些恶性肿瘤或癌症的某一个阶段有一些疗效。这是因为清热解毒能控制肿瘤周围炎症的其他感染，因而在一定程度上能控制肿瘤的发展。

动物实验证实，炎症和感染是促使肿瘤发展及恶化的条件之一，因而清热解毒法可控制炎症和感染，减轻癌症患者的症状。有人在服用清热解毒的中药后，减轻了症状，间断地服用能使患者病情稳定，癌瘤缩小，临床上常用的方剂为清毒抗癌汤。

清毒抗癌汤

组成：半枝莲30g，白花蛇舌草30g，山豆根20g，龙葵15g，蒲公英30g，苦参12g，蚤休20g，白术30g。

用法：水煎服，每次煎600ml，分2次服，每日1剂。

辨症加减：用清毒抗癌方后热不退者，应滋阴降火，加生地黄、地骨皮；若有实热者加赤芍、石膏等。

肝癌重用山豆根加丹参，胃癌重用龙葵加商陆和薏苡仁，肠癌重用半边莲和白花蛇舌草加麻黄根，鼻喉癌重用山豆根加金银花、急性子，甲状腺瘤加黄药子，乳腺癌加蒲公英、山慈菇，宫颈癌加土茯苓，食管癌加鬼针草。所谓重用，就是每味药剂量增加30~50克。

清热解毒之药加寒凉之品，用之过早、过多易伤脾胃，用时可加砂仁、薏苡仁、白术，或连服3天，休息1天，或服1剂扶正抗癌汤来克服寒凉伤脾之弊。

病案举例

李某，男，53岁。2008年4月2日出现上腹胀痛、低热，皮肤及巩膜黄染，肝区一包块逐渐增大，甲胎蛋白阳性，肝扫描占位性病变，肝功能检查胆红素2.9μmol/L，尿三胆阳性，麝香草酸浊度试验20U，麝香草酚浊度试验+++，丙氨酸氨基转移酶200U/L，服健肝丸20天，发热，黄疸严重，肝区痛，来找笔者治疗。中医辨证：上腹胀痛，午后发热，纳食即吐，皮肤黄染，五心烦热，肝大肋下3横指，质地坚硬，舌红，苔黄厚腻。诊断为肝淤毒热。服用清毒抗癌汤：蒲公英30g，山豆根30g，白花蛇舌草20g，半枝莲15g，龙葵12g，生地黄10g，青蒿20g，丹参30g，赤芍100g，茯苓20g，川楝子20g。连服7剂后，热退，精神好转，继服10剂后黄疸消退，疼痛减轻，又服20剂后食欲好转，体重增加，肝区疼痛消失，服2个月后周身无不适感觉，B超提示肝脏回缩。接着又服扶正抗癌汤30剂，也间断服用清毒抗癌汤，定期复查。如此辨证更方，病情一直处于稳定状态。

（3）活血化瘀法

血瘀是癌症发生的原因之一，用活血化瘀法治疗癌症越来越被人们重视。

肿瘤属于中医的“癥瘕”“积聚”和“瘀血”的范围，早在《黄帝内经》就有血瘀证的论述，在《金匮要略》中的大黄䗪虫丸主治五劳虚极、消瘦、腹满不能食、内有干血、肌块甲错、两目眩黑。从证候上分析很像是肝癌，用的药物具有活血通络、消瘀散结的作用，可见活血化瘀法治疗肿瘤在两千年前就已经使用。

相关研究表明，癌症患者的血液呈高凝度和高黏度状态，中晚期癌症患者大多数出现弥散性血管内凝血，说明与癌细胞分泌的异位激素和毒素所致有关。反过来讲，癌症能发展到中晚期与血液的高黏度和高凝度有直接关系。因而血瘀是癌症进展的一个重要因素。

用活血化瘀药物来改善微循环，增加血流量，降低血管的通透性，抑制血小板聚集，抑制 DNA 和 RNA 合成，可使细胞内 CAMP 分解，还可使细胞内 CAMP 的水平升高，以抑制癌细胞的增殖，从而抑制癌细胞的快速生长和发展。用活血化瘀方剂，能减轻患者症状，抑制癌瘤的生长，缩小癌瘤体积，从而达到治愈癌症的目的。活血化瘀的中草药中属凉性者有赤芍、郁金、丹参、益母草、土鳖虫等。属于平性活血化瘀药的有桃仁、血竭、牛膝、苏木、水蛭、蒲黄、王不留行、自然铜等。属于湿性活血化瘀药的有川芎、延胡索、红花、鸡血藤、三七、泽兰、五灵脂、刘寄奴、莪术等。常用的方剂有：桃红承气汤、大黄䗪虫丸、复元活血汤、血府逐瘀汤、膈下逐瘀汤、少府逐瘀汤等，而治疗癌症的方剂为化瘀抗癌汤。

化瘀化抗癌汤

组成：丹参 30g，龙葵 20g，山慈菇 20g，商陆 10g，土鳖虫 6g，白茅根 30g，黄芪 20g。

用法：水煎服，每日 1 剂，分 2 次服。

作用：消肿散结，益气健脾，活血化瘀，清热解毒。

辨证加减：若气虚血瘀加人参 10g、灵芝 12g，若气滞血瘀加郁金 10g、泽兰 15g，若寒凝血瘀加三七 12g、延胡索 10g、肉桂 10g，若血热血瘀加石膏 30g、赤芍 30g，若脾虚血瘀加苍术、王不留行等。

在化瘀抗癌汤当中丹参为首选药，一味丹参有四物汤的作用，是补血活血药，它能扩张血管，改善血流变异常，有抗凝、抗血栓形成作用，可改善瘀血证的微循环障碍。龙葵有清热解毒、利水消肿、活血化瘀等功能，并含有多种氨基酸和激素成分，可抑制 DNA 和 RNA 的合成，影响细胞内 CAMP 的分解，使细胞 CAMP 水平升高，阻止癌细胞的增殖，达到抑制癌细胞快速生长和发展的目的。

病案举例

苏某，男，58 岁，于 2000 年 9 月自感吞咽不适，上腹胀满，于同年 10 月行 X 线钡餐造影检查，诊断为食管贲门癌，因形体消瘦，纳少欲吐，家人不愿意手术治疗，欲求中医施治。中医辨证：面色黯黑，体软无力，精神欠佳，动则气促，口唇青紫，舌质紫暗，舌下静脉瘀血，皮肤暗褐色，服用化瘀抗癌汤 15 剂，精神好转，行动有力，纳食增加，1 天进食 200g 左右，但仍感腹胀，午后加重。在化瘀抗癌汤的基础上加厚朴 12g、砂仁 10g、大腹皮 10g、肉桂 6g，服 8 剂后腹胀好转，而吞咽不适、胸憋、食后加重，在原方上加急性子30g、麦芽30g，服10剂后突然吞咽顺利，皮肤褐色大部消失，唇紫改善，舌下静脉瘀血也减轻，每隔10天来更换1次处方，以化瘀为主，随症加减服90剂中药后，诸症减轻，体重增加，仍继续治疗。

【按】中医辨证针对癌症的病因，用扶正固本、清热解毒、活血化瘀三法，是针对癌症的病机：毒热蕴结、气滞血瘀、阴阳失调而设。癌症属本虚标实，气滞并存，有时以虚为主，有时以实为主，局部观之为实，但整体又多兼虚，虚者补之，补消并存，实者攻之，以消为补，所以扶正固本要贯彻在治疗癌症的全过程。而清热解毒用在癌症的某一阶段或毒热壅盛之晚期癌症，以清为主，清后当补。而活血化瘀法应根据病情发展而用，如正气虚者以扶正化瘀，若出血者应止血化瘀或清热化瘀，有痰者应化痰祛瘀，积块者宜软坚化瘀。

我们在治疗癌症中，以多年的经验发明了“五一二疗法”，即连续服用5剂扶正抗癌方，接着服1剂清毒抗癌汤，再服2剂化瘀抗癌汤，服完8剂为1个疗程，周而复始连用5个疗程，在服药期间，随症加减，视病情下药，以观效果。

微信扫码
•有声读物
•中医理论
•阅读笔记
•交流社群

第九编　特色缪针、足针研究

一、缪　针

缪针疗法来源于《黄帝内经》，左病右治，右病左治，这一理论在古代没有解剖学理论的情况下，阐述了中枢系统交叉支配的机制，和现在的解剖分析左侧支配右侧，右侧支配左侧的生理相吻合，也的确是一个奥妙的发现。左病右治，右病左治的缪针法，目前很少有人应用和研究，《黄帝内经》提出的方略比较笼统。针在什么穴位，针在什么位置，是针一个穴，还是针一个面，还是针一条线都提得比较含糊。这一问题经过笔者研究和探讨，在右病左治，左病右治中发现，患侧的邪气留而不流，健侧经气流而不留。形态相类，作用相似的部位交叉针刺有一定的疗效。缪针法针刺的部位，以交叉针刺点、面、穴及相应形态相类，作用相似的部位有一定的治疗效果。如可以解决阴阳失衡、经络不通、气血瘀滞的食管癌表现出来的吞咽困难、食而即吐，及脑梗死引起的半身不遂症状和骨折外伤引起的疼痛。

1. 缪针法的论述

缪针法是一种左右交叉取穴法，即左病右取，右病左取，缪其处而代之。因为《黄帝内经》论述该法比较笼统，笔者在临床实践中，从实践—理论—再实践的思维与领悟，深深感到老祖先提出的缪刺理论是一种奥妙奇特的疗法。

（1）缪针法来源于《黄帝内经》

“缪针”提出于《素问·调经论》：“身形有痛，九候莫病，则缪刺之。”《素问·缪刺论》曰：“故络病者，其痛与经脉缪处，故命曰缪刺。”

从这两句经文应该领悟到，身体外形若病时，脉象正常者，或络脉有病者，不去针灸痛点，而是针灸交叉部分，即针不痛的穴位。

《黄帝内经》“缪刺”和“巨刺”篇曰：“夫邪客大络者，左注右，右注左，上下左右，与经相干。而布于四末，其气无常处，不入于经俞，命曰缪刺……邪客于经，左盛则右病，右盛则左病，亦有移易者。左痛未已而右脉先病，如此者，必巨刺之。”

（2）探讨缪针法时遇到的问题

缪针法是千百年来老祖宗在没有任何设备和实验的条件下提出来的，确实是一个伟大的发现，有很多值得提出的问题并加以思考。为什么能提出缪针法，这是在缪针的理论指导下经过实践总结出的真谛。

1）缪针左病针右，右病针左，到底针什么穴？针什么位置？没有具体提出来，针灸的部位是一个穴？还是多个穴？是一条线？还是一个面？

2）左病右治，右病左治与中医的阴阳、脉象、五行、经络存在着什么关系？

3）中医针灸是博大精深的学问，它的疗效在于对于人体的复杂性，各个器官之间密不可分的相关性、系统性，这与中医的阴阳学说存在什么关系呢？

4）正如《黄帝内经》所说："阴之与阳也，异名同类，上下相会，经络之相贯，如环无端……阴盛则阳病，阳盛则阴病……左盛则右病，右盛则左病。"如此问题怎么解释呢？

5）不管几十年来专家们利用现代科学检测仪器，对经络实质进行了不懈地研究，并且给予了各种说法，如神经、生物电、体液综合的调节功能等。所有这些研究，无一不证明经络存在这一客观事实，但对于经络的实质是什么，缪针上也没有说清楚，在实践中，如何说清楚呢？

经络起到输送气血的作用，从而达到人体的阴阳、五行协调。一旦内、外、不内外因失去平衡时，在功能上发生障碍，形成气滞血瘀而疼痛出现，不论经络或神经都会出现反应。关于疼痛是人类医学永恒的课题，在《素问·举痛论》中就提出："其痛或猝然而止者，或痛甚不休者，或痛甚不可按者，或按之而痛止者……或腹痛引阴股者，或痛宿昔而成积者，或猝然痛死不知人，有少间复生者，或痛而呕者，或腹痛而后泄者，或痛而闭不通者，凡此诸痛，各不同形，别之奈何？"根据经络或神经的交叉原理，疏通瘀塞，达到阴阳平衡，使全身协调，疼痛症状消失，这就是缪针的作用。

《灵枢·百病始生》曰："是故虚邪之中人也，始于皮肤，皮肤缓则腠理开，开则邪从毛发入，入则抵深，深则毛发立，毛发立则淅然，故皮肤痛。留而不去，则传舍于络脉，在络之时，痛于肌肉，其病时痛时息，大经乃代，留而不去，传舍于经，在经之时，洒淅喜惊。留而不去，传舍于输，在输之时，六经不通，四肢则肢节痛，腰脊乃强，留而不去，传舍于伏冲之脉，在伏冲之时，体重身痛……”这段阐述虚邪中人的病机，描写了病邪从外至内转变，并引起各层次结构疼痛的现象，可谓是对五体疼痛最系统的总结。

（3）通过实践对缪针的问题进行回答

病例一：刘某，男，62 岁，因脑梗死住院，左下肢麻木，行走无力。经抗栓治疗、服中药后好转，突然左小腿肿胀疼痛，在右手太阳小肠经的支正穴上刺入一针，不到一小时，肿胀部位逐渐消退，疼痛减轻，麻痹的下肢活动有力而可以行走，经缪针疗法治疗 5 次后，左下肢行走方便。经检查巴氏征消失。

【按】通过这一案例体会到缪针，左病右治，左下肢病，针右上肢，左下肢承山穴肿胀隆起，只针了右上肢的支正穴，发生了奇特的疗效，而领悟到患侧留而不流，健侧流而不留的道理，这就是缪针的奥妙。

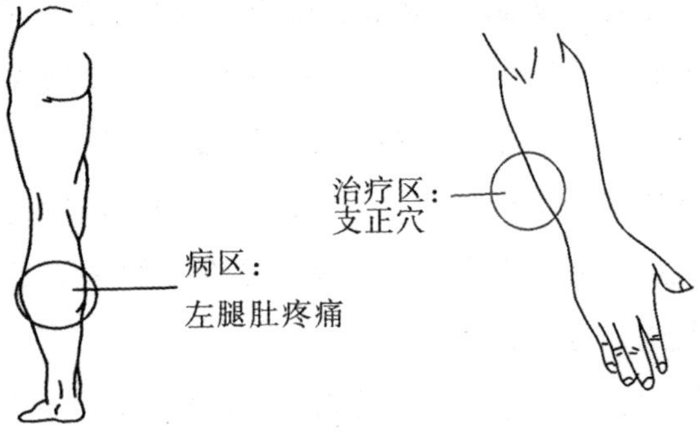

病例一取穴示意图

病例二：张某，女，82 岁，骑自行车外出，把两千克菜放在自行车的前篓里，旁边有人把车撞倒，患者跌倒在地。第二天突然左腿不能行走，立即做核磁发现腰椎间盘突出，经过输液、灌注疗法、针灸，左下肢好转，过了几天，由于负重，左下肢一点儿也不能动，腹股沟处触痛，下肢不能伸，呈屈曲状态。急做CT检查，发现耻骨左下肢分裂性骨折，疼痛剧烈，服用多种止痛药，疗效甚微。检查抬腿试验阳性、巴氏征阳性。笔者用缪针法治疗，因为右腹股沟痛，采用左腋下皱纹处针灸，针一个穴，痛。针两个穴，还是痛。再针三个穴，先后针刺了五六个穴，几个针连成一条线，疼痛突然减轻。连续针刺15天，右下肢可抬，可以翻身，而后可以坐起，经过2个月治疗，骨折处骨痂形成，能站起来行走。

【按】 通过这一患者，帮助笔者对同经与交叉的道理有了进一步的认识，同时也体会到形态相类、功能相似的肢体之间，存在治疗上的关系。人体这种交叉的关系是客观存在的。中医是在给人治病的过程中摸索出来的经验。通过这个患者，笔者摸索出治疗腹股沟疼痛在健侧一个部位的一条线上行针，疼痛才能取得良好的效果。

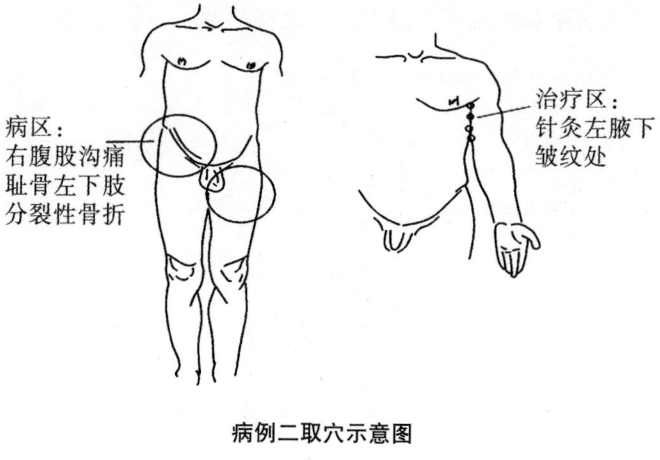

病例二取穴示意图

病例三：李某，男，61 岁，洪洞县曲亭镇农民，因晚上干活受凉，半夜突然腰椎骨折，右下肢疼痛剧烈，不能翻身，稍动则痛，大汗淋漓，于半夜两人搀扶进入我院，急诊做核磁，腰椎间盘的 C3/C4、C4/C5、C5/L1，都显示突出，黄韧带硬化。急需住院治疗，采用活血、营养神经、灯盏细辛灌注、丹参川芎嗪穴位注射、脱水静脉滴注、臭氧血吸疗法。疼痛有增无减，中医诊脉问诊，触痛部位，臀部一大片疼痛，包括三阴经最痛处，在环跳穴、秩边穴针灸后疼痛更加剧烈，而后采用缪针。按形态相类、功能相似的部位交叉，又按照上病下治的原则，发现后肩部与臀部的形态相类，作用相似，针灸以三点连线呈三角形针刺，疼痛不减，而后以臀部的面积对肩部的面积对等面积，采取多个针灸穴位，疼痛突然减轻，经 5 天针灸 10 余次，痛减，行走方便。

【按】笔者从这一例患者总结出，左病治右，右病治左，要看交叉的部位大小来决定针刺的面积。不是一个穴，也不是一条线，而是点、线、面结合，只有实践到理论，再由理论到实践，才能挖掘出中医的宝库，用好中医这把钥匙。

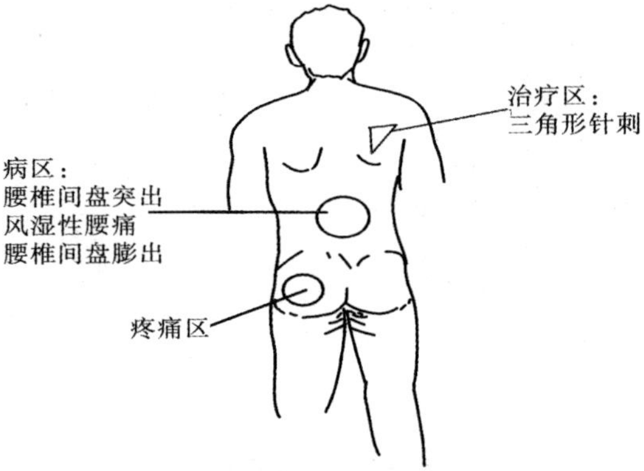

病例三取穴示意图

病例四：闫某，男，18 岁，2016 年冬天因车祸碰撞，左下肢胫骨骨折，某医院以石膏固定养伤，因石膏绷得很紧，第三天右下肢活动受限，拄拐杖行走，右足下垂着地，过了几天在专院检查示腓骨神经损伤。又去北京积水潭医院检查做肌电图确诊为腓总神经损伤，属中枢神经损伤，恢复困难，神经坏死可能性大。而后来我院治疗，检查下肢活动受限，跌跛行走，足下垂，住我院治疗采用营养神经，单唾液酸四己糖神经节苷脂钠、维生素 B_1、B_{12}、甲钴胺静脉滴注，针灸，艾灸，服中药 30 余剂，收效甚微，而后用缪针，左下肢痛，针上肢，按形态相类、功能相似，针其右手的四缝穴，加上后溪穴和中渚穴、手三里穴，左下肢可动，左大拇指往上翘一点。针灸 15 次后，足趾都能微微翘起。经头针、体针、中药、穴位灌注，患者恢复了健康。

【按】这个患者治疗起来确实有难度，神经损伤程度很严重，而笔者用缪针使肢体健康，使不可能成为可能，断了的神经又续接上，跌跛的肢体已能正常行走，西医认为神经中枢性损伤不可以恢复；而中医认为神经的损伤不同于经络、气血、脏腑、表里，人体的上下、左右、前后、内外、形神、动静都包含着阴阳对立两个方面。因为阴阳是统一的，中医是治人的，不是单单治病的。

为什么当代科学这么发达，近百年来仍不能探索阴阳的实质，经络不是有实质的东西。那么经络到底是什么呢，经络是“经气”，其网络周身、内外、上下，左右交叉，“处生死，决百病”乃是经络所为。

在患者的肿胀消失后，又将其左下肢恢复，从而经交叉对应的部位针灸，对神经恢复的道理有了认识。

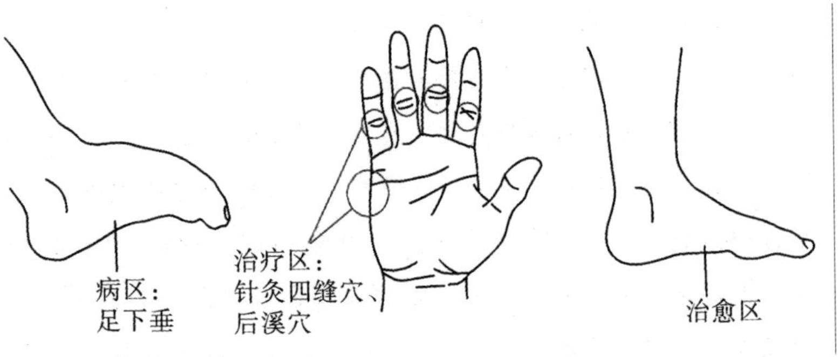

病例四取穴示意图

病例五：郭某，女，50 余岁，因右手无名指碰伤并骨折，疼痛剧烈来求诊。检查时无名指伸直困难 10 余年。以缪针法在左足的足窍阴上轻刺了一下，碰伤的手指立即不痛了，无名指也伸直了，伸屈自如了。

【按】 通过这一病例，笔者用缪针反激逆从法使得患者立竿见影地解决了两个问题。一解决了无名指伸直困难，二解决了无名指碰伤骨折，这个结论不是在实验室和显微镜下得出的结果，而是在观察和治疗过程中发现的，是经过中医的思维而形成的自己独特的医学理论体系。

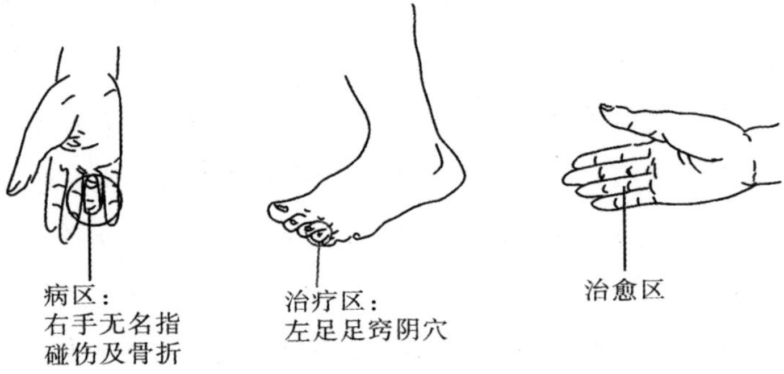

病例五取穴示意图

(4) 缪针法的理论结论

1）通过缪针的实践、认识与领悟，说明缪针是通过实践得出的结论，左病针右，右病针左，达到阴阳平衡、脏腑协调、内外表里、四肢平衡。

2）缪针提出左病右治，右病左治，其理论依据是患侧留而不流，健侧流而不留，指邪气流注左侧，要通过针右侧的方法使邪气流而不留，从而达到祛邪的效果，以形态相类、功能相似寻找出针刺点，找到邪祛而痛止的刺激点，采用反激道从的道理，来达到协调阴阳的目的。

3）通过缪针治病的实践寻找针刺点，针刺一个穴、两个穴或一条线上的多个穴，或点、穴、线、面相结合，才能达到治病疗效。

4）笔者经过多年的观察发现，经络的本质是经气，因为经络存在于皮里膜下，针法上宜快不宜慢，使用的针宜短不宜长，进针宜浅不宜深，进针的速度宜快不宜慢。

(5) 缪针法的实践结论

缪针经理论到实践，经过大量的患者验证，证明缪针的理论是古人从实践中得出来的结论，左与右，右与左，永远是平衡的。缪针的作用原理就是通过健侧流而不留，解决患侧留而不流的问题，疾病的表现不是滞就是瘀，发生一侧疼痛或者偏瘫，肢体运动发生障碍，缪针就要将内外、气血、阴阳中的邪气清除至体外，而使经络、脉络、孙络经气流动，使机体得到充分的气血，借阳气的流动以消除气血瘀滞，使血流气来，疼痛消失，瘀结消散，癥瘕消除。笔者在实践中发现，左病右治，右病左治，归纳起来统称反激逆从的结局。笔者也发现了一个规律性的东西，整个人体有多处形态相类、作用相似的部位，在交叉部位进行针刺，可起到意想不到的效果。这是从缪针中发现的奥妙。

2. **缪针法针刺部位的探讨**

（1）缪针的针刺规律

通过实验证明，上下、左右交叉对称，即右上肢对应左下肢，右下肢对应左上肢，内侧对内侧，外侧对外侧，前面对前面，后面对后面，腹部对背部，后腰部对脐部，前额对腰骶部，后颈部对耻骨上缘，肩胛部对臀部，上下左右交叉对应找出的部位。以阴阳为根本，阳对阴，阴对阳，从阳中求阴，从阴中求阳，以形态相类、功能相似寻找疾病的交叉点。

（2）缪针法针对疾病的交叉部位

1）嘴唇抽痛，取肛门处督脉对应点（长强穴）。前颈喉结处憋闷感，病位在任脉循行线上，取尾骨督脉线上的对应点（长强穴上三寸）。

2）脱肛病，取嘴唇周围对应点（水沟穴、承浆穴、地仓穴）。

3）如落枕在项后正中督脉线上，则在耻骨联合上缘，任脉线上找对应点（曲骨穴、中极穴）。

4）阴茎及阴道痛，针第6~7颈椎督脉线上的对应点（大椎穴）。

5）左肩痛在手阳明经肩峰处，取右腿部足阳明经对应点（髀关穴、气冲穴）。右肩胛骨手太阳经线上痛，针左臀部足太阳经对应点（秩边穴）。

6）左上臂内侧手太阴经肘上五寸处疼痛，取右股内侧足太阴经膝上五寸处对应点。

7）左肘痛在手太阳经循行线上的鹰嘴处，针右腘窝足太阳经对应点（委中穴）。

8）右前臂手阳明经肘下五寸处痛，针左膝足阳明膝下五寸处对应点。

9）右手腕手太阳经尺骨茎突处痛，取左足外踝足太阳经对应点。右手拇指本节后手太阴经线上痛，针左足大趾本节足太阴经对应点（太白穴）。

10）左手食指末节手阳明经线上痛，针右足第二趾末节足阳明经对应点（厉兑穴）。

11）左髋足少阳经线上痛，针右肩手少阳经对应点（肩髎穴）。

12）右膝盖足阳明经线上痛，针左肘手阳明经对应点（曲池穴）。

13）左膝外侧腓骨小头足少阳经线上痛，针右肘尺骨手少阳经对应点。

14）左腿足太阳经线上痛，针右前臂手太阳经对应点（支正穴）。

15）左足外踝前下方足少阳经线上痛，针右手腕尺骨茎突内侧手少阳经对应点（阳池穴）。

16）左足跟痛，针右手掌对应点（尺骨小头前一寸五分）。左足背第二趾关节处痛在足阳明经线上，针右手食指第二掌骨桡侧手阳明经对应点（合谷穴）。

17）腰痛在第2～3腰椎督脉线上痛，针脐下任脉对应点（气海穴）。

18）胃脘部痛，针背部与胃相对应点。

在临床上找针刺点时，能对在穴位上的，针刺对应的穴位，痛点不在穴位上的，不必硬套穴位，应取与痛点相应点进行针刺，否则会影响其疗效。

(3) 缪针法对疾病的交叉图谱

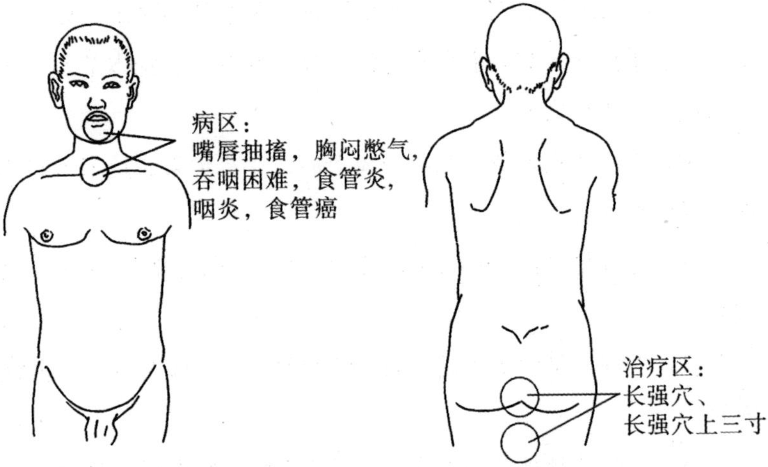

交叉图一

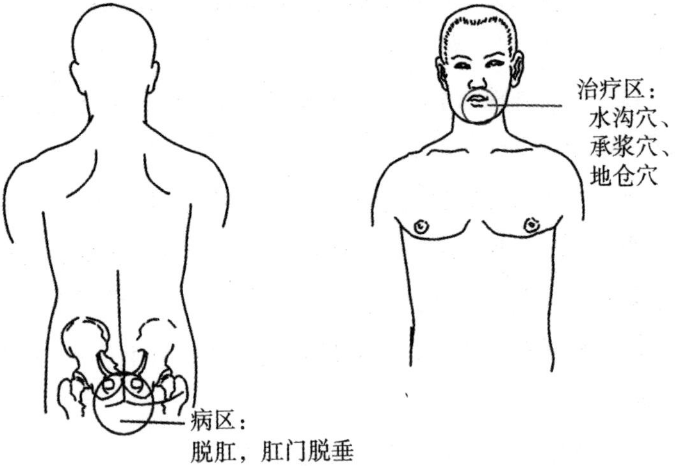

交叉图二

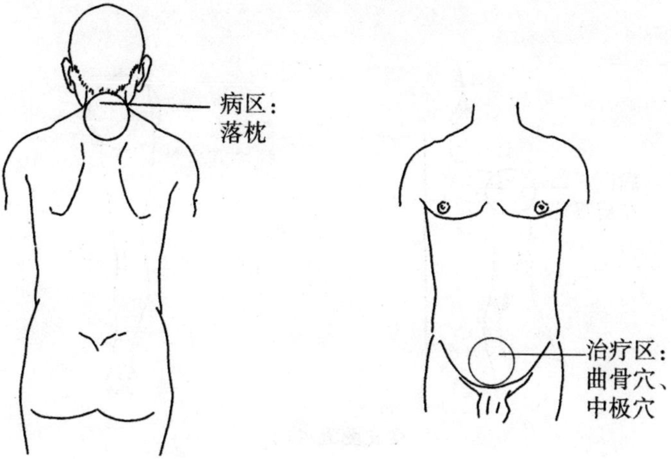
病区：
落枕
治疗区：
曲骨穴、
中极穴

交叉图三

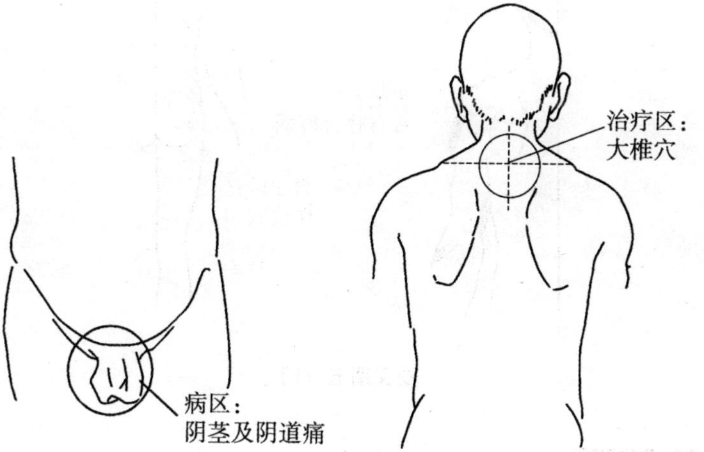
治疗区：
大椎穴
病区：
阴茎及阴道痛

交叉图四

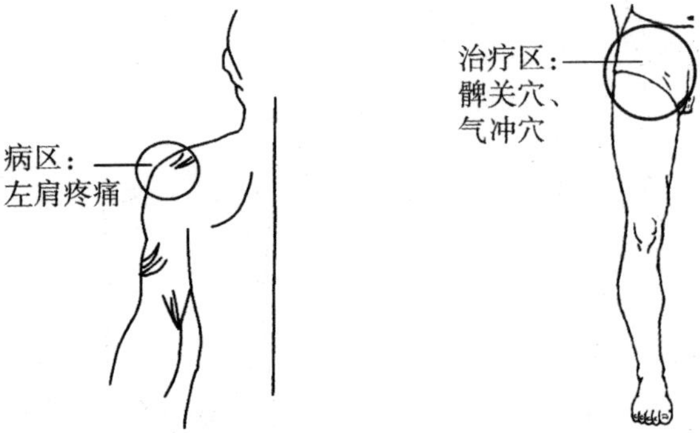

交叉图五（a）

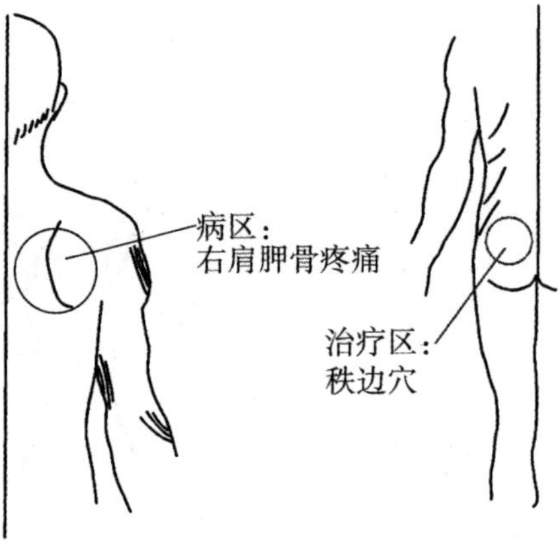

交叉图五（b）

扫码听音频

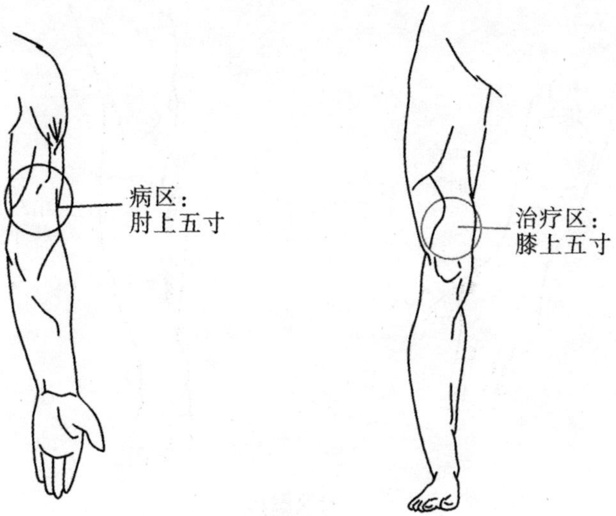
病区：
肘上五寸
治疗区：
膝上五寸

交叉图六

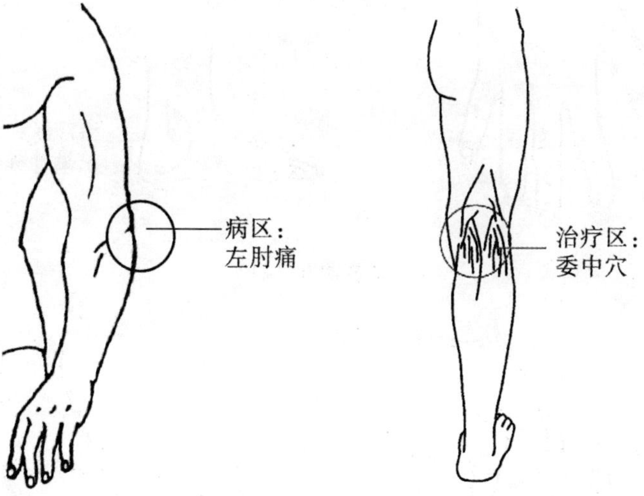
病区：
左肘痛
治疗区：
委中穴

交叉图七

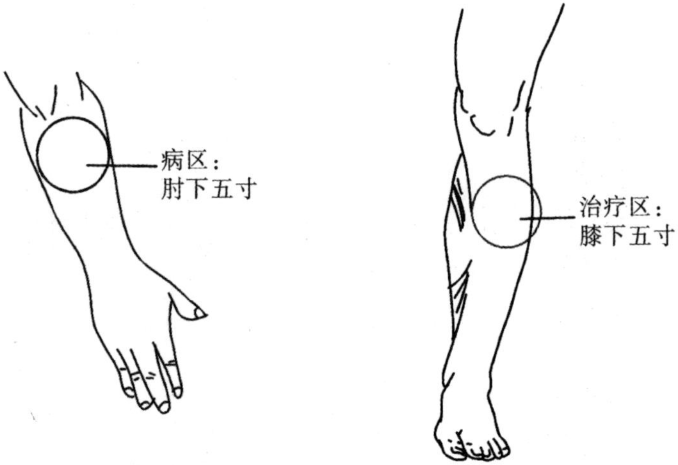

交叉图八

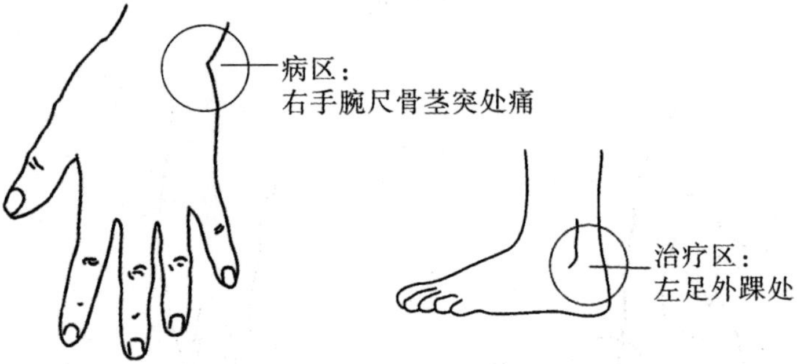

交叉图九（a）

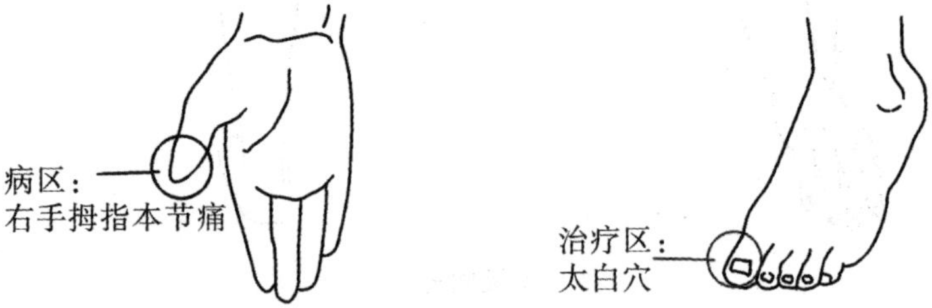

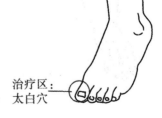

交叉图九（b）

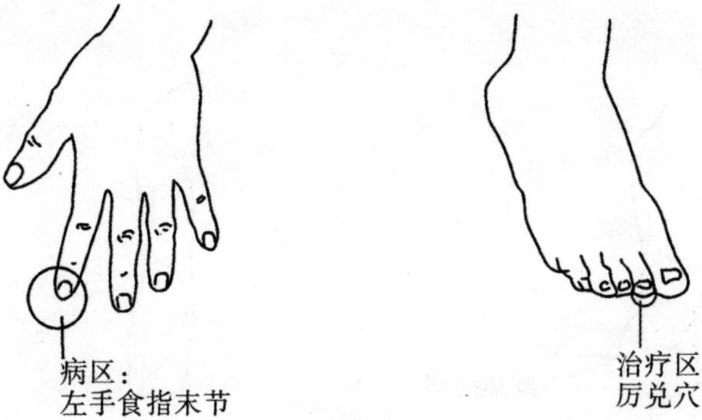
病区：
左手食指末节
治疗区：
厉兑穴

交叉图十

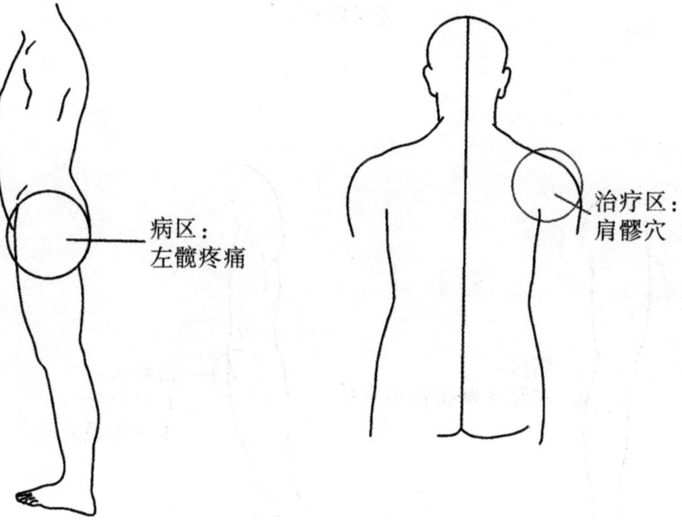
病区：
左髋疼痛
治疗区：
肩髃穴

交叉图十一

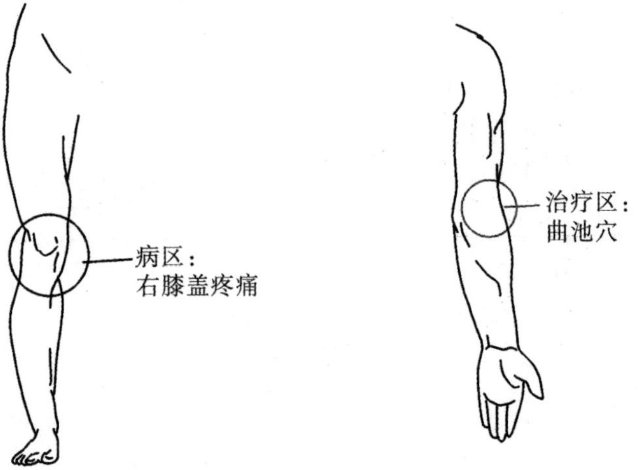
病区：
右膝盖疼痛
治疗区：
曲池穴

交叉图十二

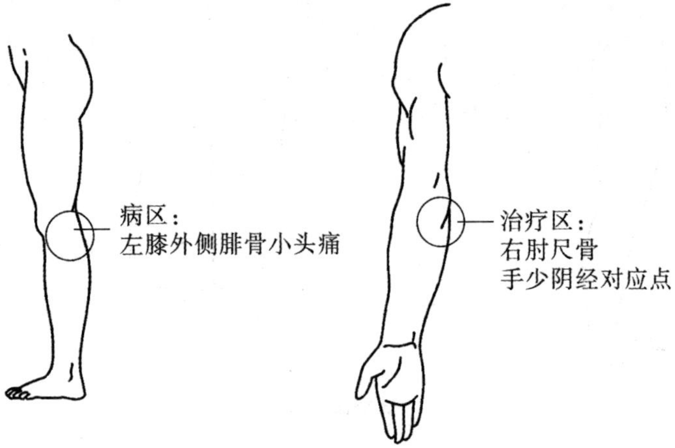
病区：
左膝外侧腓骨小头痛
治疗区：
右肘尺骨
手少阴经对应点

交叉图十三

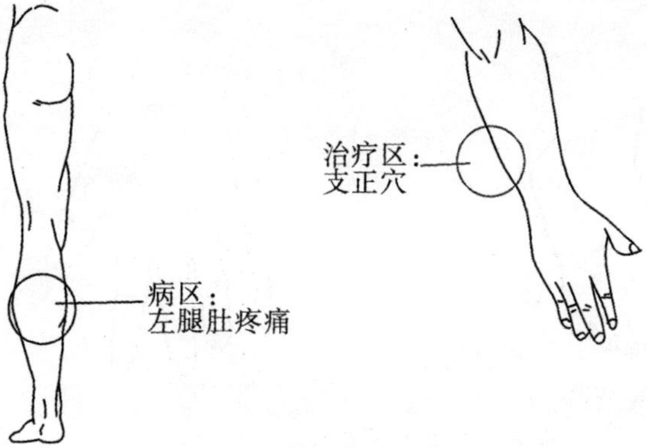

交叉图十四

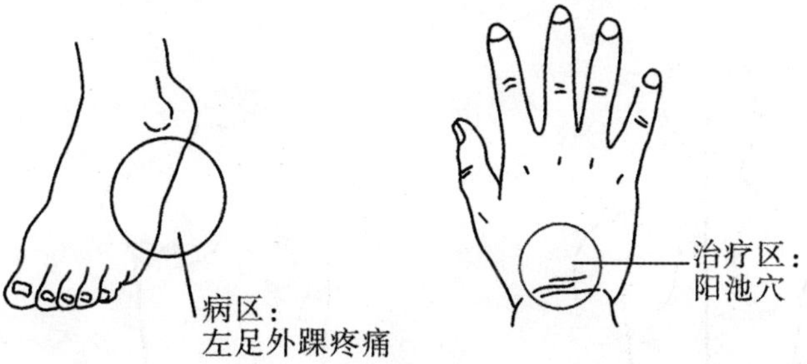

交叉图十五

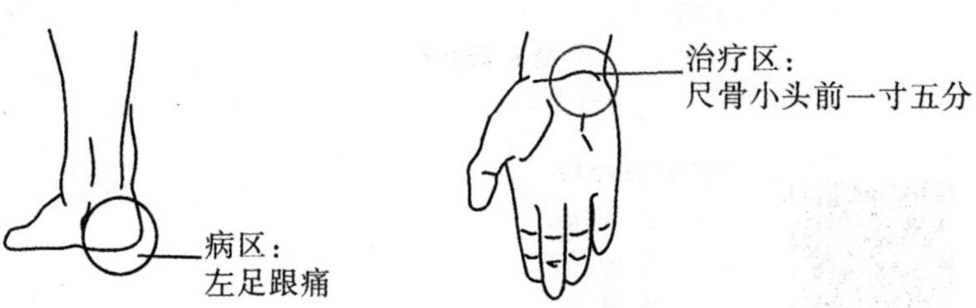

交叉图十六（a）

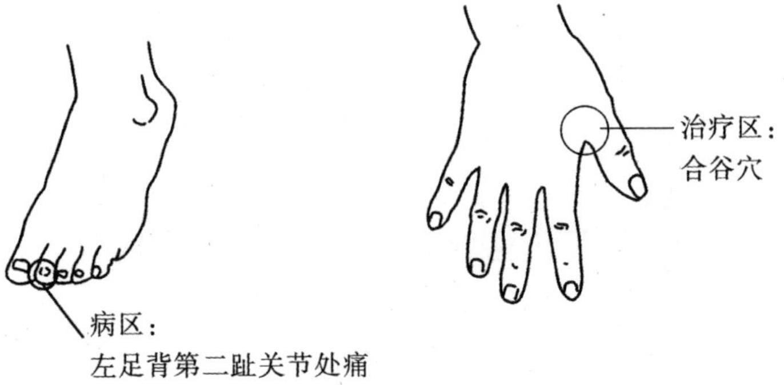

交叉图十六（b）

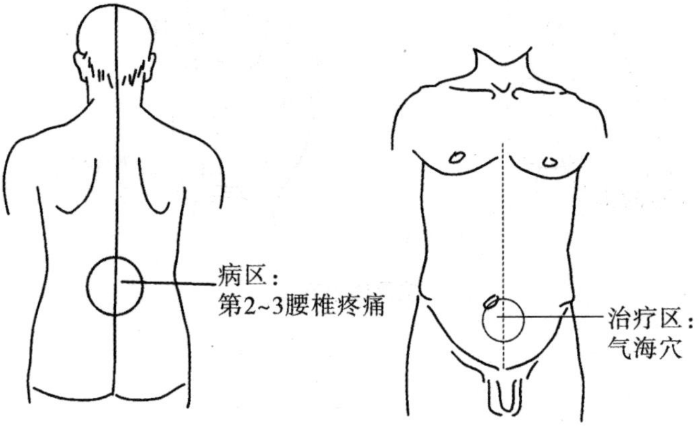

交叉图十七

微信扫码
•有 声 读 物
•中 医 理 论
•阅 读 笔 记
•交 流 社 群

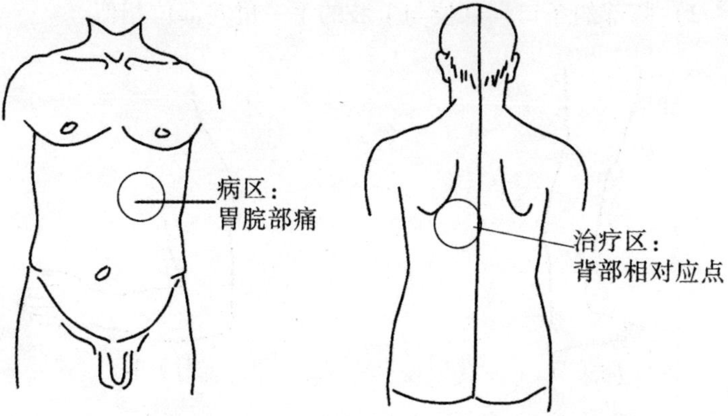

交叉图十八

（4）缪针法的形态相似图谱

1）肩关节冈上部分与臀部的环跳穴部位形态相似。

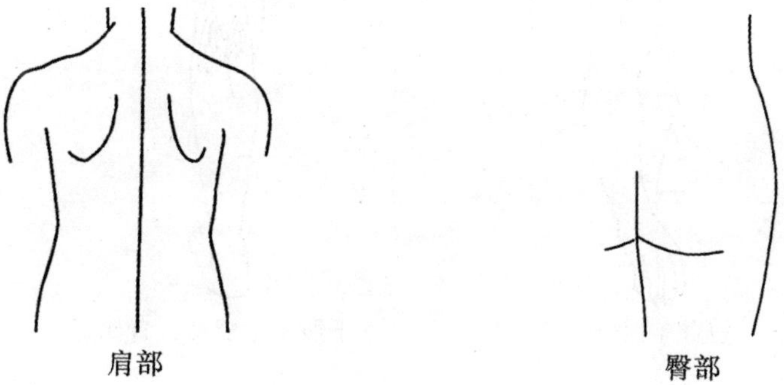

形态相似图一

2）膝部的条口穴部位与上肢的手三里穴部位相似。

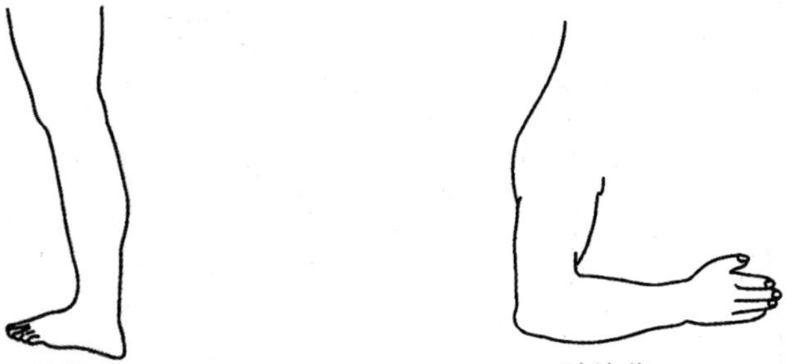

形态相似图二

3）前臂的支正穴部位与小腿的承山穴部位相类。

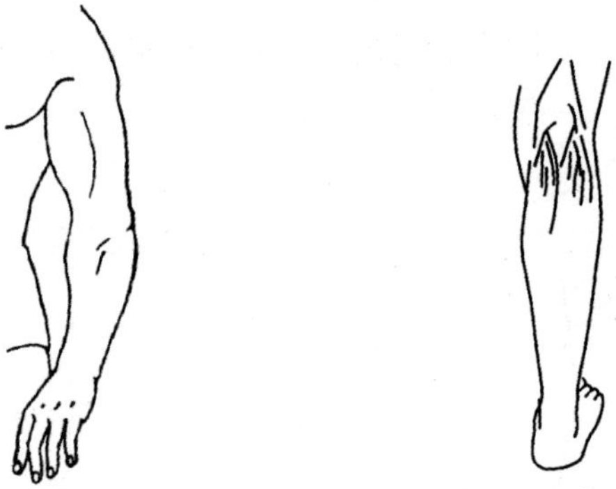

形态相似图三

4）腋下皱纹与腹股沟部位相似。

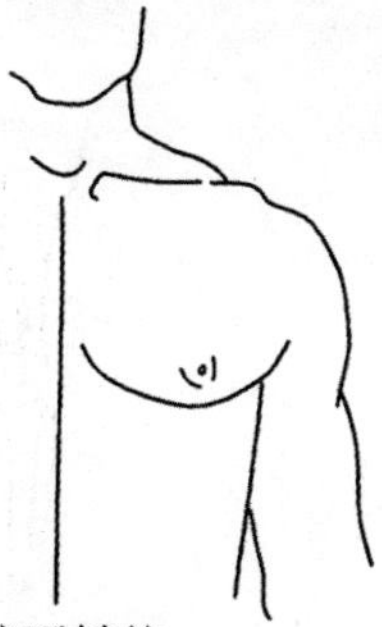

腋下皱纹

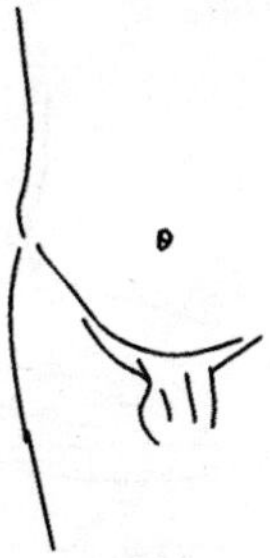

腹股沟区

形态相类图四

（5）缪针法功能相似图谱

1）肩并节与髋关节都可做屈、伸、收、展、旋内、旋外和环转运动。

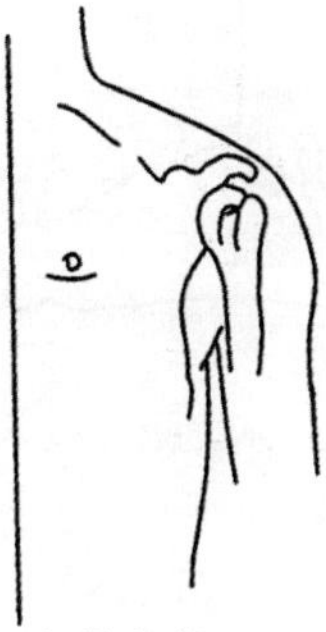

肩关节部

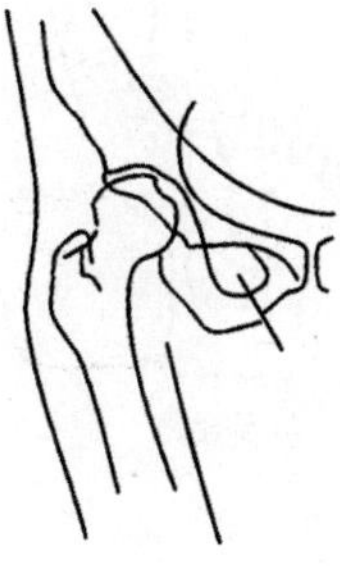

髋关节部

功能相似图一

2）肘关节和膝关节都可做屈伸运动，另外肘关节可做旋前、旋后运动。

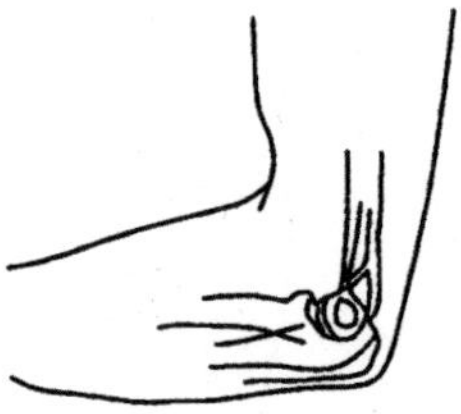
肘关节

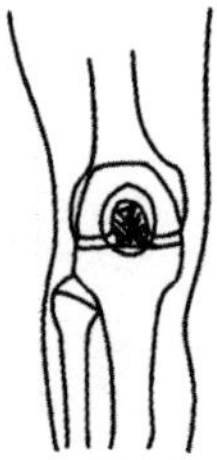
膝关节

功能相似图二

3）腕关节与踝关节都可做屈伸运动，另腕关节可做收展和环转运动，踝关节可做侧方运动。

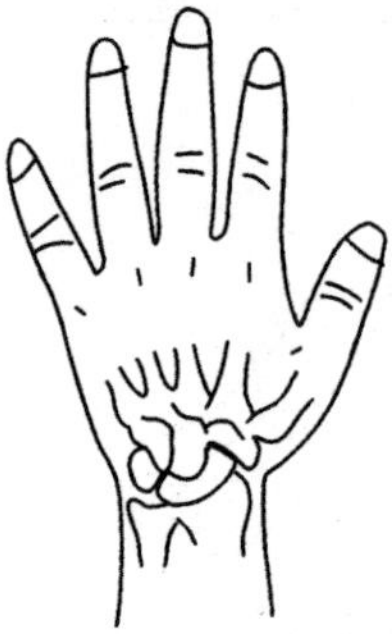
腕关节

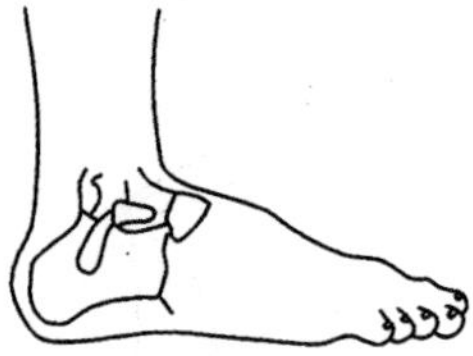
踝关节

功能相似图三

（6）缪针的治病范围

1）脑梗死引起的后遗症，如半身不遂、上肢不能抬、手指不能伸屈、跨栏臂、划圈腿、抬腿困难、伸屈困难、足下垂等。

2）腰痛、腰椎间盘突出、腰椎间盘膨出、坐骨神经痛。

3）骨盆骨折、耻骨骨折。

4）血栓性静脉炎、糖尿病坏疽。

5）四肢各部位骨折性痉挛，手足指趾骨折痉挛。

6）手足远端酸、麻、胀、痛。

7）食管癌、吞咽困难、贲门癌、腹胀、胆结石。

8）咽炎、梅核气。

9）胸痛、气闷气郁。

10）手术后麻木不仁。

11）骨折后各部疼痛。

12）风湿性骨关节痛，膝关节半月板损伤。

13）中枢性神经损伤，以四肢损伤为主。

（7）缪刺法的临床应用

病案举例

①张某，男，47岁。患者于2017年12月4日因“左侧口眼㖞斜半年”来就诊。自诉半年前，因出差乘车受风寒后致左侧闭目不合，迎风流泪，左口角向右侧㖞斜，漏饮，食物停留，耳后疼痛。曾经静脉输液，药物内服、外用及针灸、按摩等治疗，疗效欠佳。现仍感左面颊僵硬板滞，左目不能闭合，左眉上抬无力，额纹消失，口角向右侧㖞斜，露齿不全，鼓腮漏气，诊断为顽固性面瘫，辨证为气虚痰瘀阻络型。采用缪针法治疗，即取右侧四白、阳白、颊车、地仓、牵正、合谷为主穴，配左侧外关、足三里、厉兑、足窍阴。穴位常规消毒后，斜刺进针。连续治疗3天后，左侧面部僵硬感减轻，至第七天时，僵硬板滞感基本消失，口角流涎减少，左目干涩减轻。

【按】顽固性面瘫初系面部经络阻滞，气血运行不畅，筋肉弛缓而致㖞僻不遂、目不合，引颊移口，缓不胜收。久则邪气入深，痰瘀搏结脉络。曾常规针刺治疗，但均在患侧，疗效不理想。其病属“邪客于大络，左注右，右注左”，改用缪刺法以左病刺右，右病刺左，交错其处。取右侧面部穴位及远端之合谷、足窍阴等以泻脉络之邪实，补足三里以补经脉之虚，使邪气去，正气复，久病自然改善。

②冯某，女，52岁，于2017年因“右肩臂疼痛半年余”来就诊。自诉半年前因劳累致右臂疼痛，不能上举、背伸，遇天气变化则痛甚，入夜尤甚。内服中药，外敷膏剂和按摩，电针治疗，疗效甚微。局部痛点行封闭疗法，疗效不稳定。检查示右肩臂及脊部有数个瘀斑及未愈的大小水疱（拔罐所致）；肩关节活动受限，上举、后伸、外展、内旋困难，肩关节周围压痛。血沉、抗链“O”、X线均无明显异常改变。诊断为肩关节周围炎，中医辨证属于寒湿阻络。采用缪刺针法。先针左侧少冲、后溪，强刺激后留针，当即患者感右肩膀疼痛减轻，继针左侧肩三针、天宗、曲池等穴，留针30min。期间对后溪、少冲行捻转泻法3次，以患者能忍受为度，同时右肩膀做最大幅度活动。针毕患者即感右肩膀轻松，右肩上抬，旋前、旋后范围增大。嘱加强患肢锻炼、避风寒。同法治疗5次，肩膀疼痛基本消失，上举过头，内旋、后伸可至腋后线。又治5日，右臂上举可贴耳，内旋、后伸可摸脊柱，巩固治疗5次，右臂活动如常。

③赵某，男，64岁，农民，于2016年7月18日因“右侧肢体活动不灵3天”而入住我科，诊断为脑梗死。患者既往有疝气病史。患者于7月16日大便后突然左侧腹股沟处出现一包块且左阴囊肿大，疼痛难忍，用手向上推举可复位，松手即下垂突出，

致患者不能站立，影响肢体康复锻炼。请外科会诊后建议用绷带固托。因天气炎热，患者拒绝用绷带固定。在按常规取右侧肢体穴位治疗中风半身不遂时，当针及太冲、太溪穴时，患者感觉疝气包块向上移动，于是笔者想到缪针法。疝气不再下垂。至傍晚时，疝气又发，改用缪针法，针左侧腋皱纹处从上至下五针连线，针后第二天腹股沟部疝气减轻，连续缪针 5 天后，瘫痪的右侧肢体活动好转，疝气再无复发。

【按】该患者因肝肾阴虚而致肝风内动，痰瘀痹阻脉络而发中风，症见右侧肢体活动不灵。久病卧床，气虚下陷，不能固摄，而发疝气。肝足厥阴之脉“循股阴，入毛中，环阴器，抵小腹”。突发疝气乃络病也，其病与经脉缪处。故采用缪刺法，从而使患侧邪气流而不留，正气充则下陷包块复位。

④武某，男，41 岁，平遥县人。声音嘶哑 2 年余，经某医院

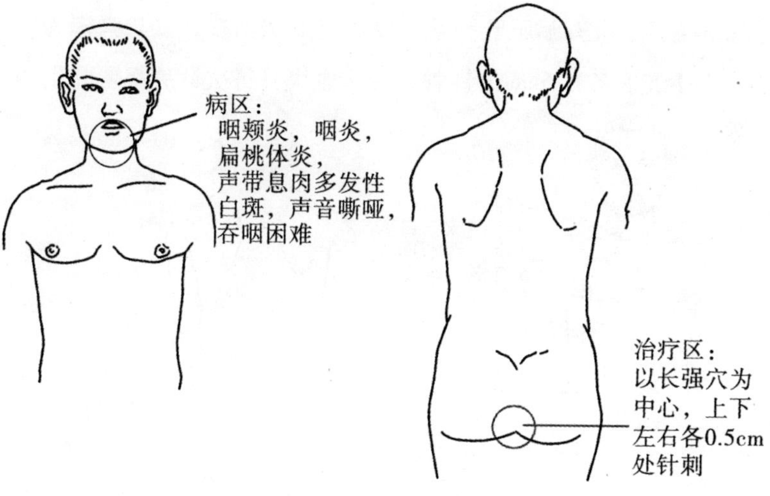

病例④取穴示意图

诊断、治疗，间断服消炎药、针灸、输液治疗，声音嘶哑越来越重，特别在感冒以后，讲话时咽部潮热、嗓子发干，嘶哑严重，又去北京的医院进一步检查发现声带息肉，声带白斑。曾住院激光治疗，症状不减，反而加重，又采取手术治疗。半年后，声哑、咽部不适、口干、心烦、失眠，特别在抽烟、饮酒后症状加重。望诊：体胖，面红赤，舌红苔少，脉沉弦紧，咽部潮红，喉镜检查声带息肉多发，见有白斑，服用清口爽 5 剂，诸症有减轻，根据缪针针法，上病下治，以长强穴为中心，左右上下各 0.5cm 处针刺，隔 3 天一次，15 天后，说话声音浑厚，感觉咽部清利。

⑤杨某，男，64 岁。口吐白沫，咽部干涩，在临汾某医院诊断为食管下段、贲门上段狭窄，有溃疡，病理诊断食管贲门癌。食而即吐，吞咽困难，有时呃逆。因冠心病放入支架，不支持手术，宜采取保守化疗、中药治疗，住院十几天来，症状不减，患者家属着急，化疗后呕吐频繁，以缪针方法治疗，以长强穴为中心，上下左右各 0.5cm 处针刺，后吐血块，每次针后都要吐出两

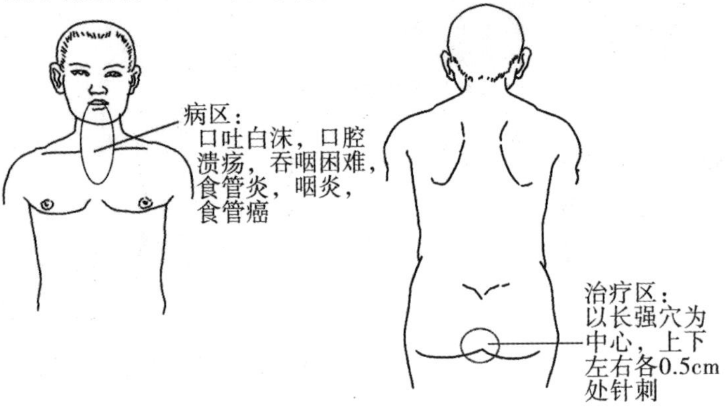

病例⑤取穴示意图

三口，血块上有分泌物，病理切片示鳞状癌细胞。经服用抗癌救命汤：代赭石粉50g，旋覆花10g，商陆45g，观音苋根20g，党参20g，蟾皮15g，海藻15g，甘草15g，木鳖子30g，半夏30g，生姜30g，黄药子30g，蚤休15g，桃仁10g，核桃皮、白花蛇舌草各120g，水煎服，连用30天，吞咽顺利，体重增加，继续服中药。

⑥杨某，男，67岁，工人，于2017年3月2日来诊。突发右侧半身不遂，上下肢活动不利，经做核磁共振检查诊断为左侧基底节区脑梗死，既往糖尿病10余年，患高血压病，原来在某医院住院记录，空腹血糖9.8mmol/L，餐后血糖11mmol/L，尿酸98μmol/L，半胱氨酸36μmol/L，胆固醇6.2mmol/L，血压140/90mmHg。经过输丁苯肽治疗14天后，右上肢活动正常，只有右下肢屈曲，伸直困难，行动时需扶拐杖，跌跛前移，曾用过中药、针灸、复位、康复治疗，来院用缪针法，在左上肢肘部的手阳明大肠经曲池穴、手太阴肺经尺泽穴、手少阴心经少海穴、手太阳小肠经的小海穴、手厥阴心包经的曲泽穴、手少阳三焦经的天井穴。上臂以肘为中心，把曲池、尺泽、少海、小海、曲泽、天井，六条经络六个穴连成一个环，把六条经络至十二经脉气血相通，信息相通，使右下肢可伸能屈。

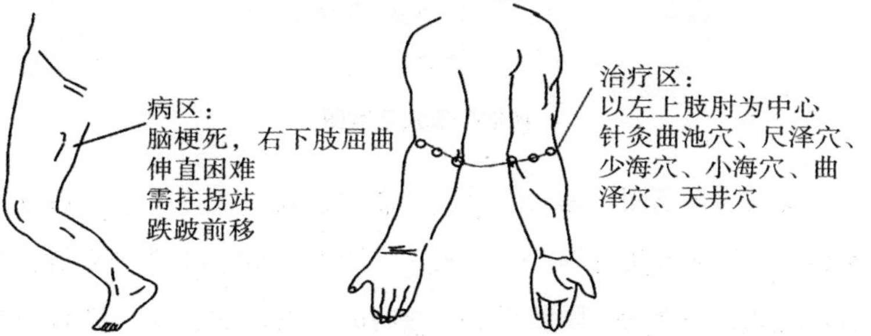

病例⑥取穴示意图

⑦张某，男，69 岁，大宁县人。一个月前突然上肢活动受限，屈曲痉挛，抬举困难，手指握而不展，在某医院 CT 诊断为脑梗死。经过活血化瘀，益气疏肝，服用中药和用神经节苷脂、银杏达莫、依达拉奉治疗，左上肢屈曲，手握不展，经治半个月后来本院康复，脉紧涩有力，左上肢屈曲，足针灸常用穴皆效果甚微，便用缪针法治疗，以左病右治的原则，在右下肢以委中穴为中心，以经络贯穿的足三阳、足三阴，通过经络的穴位进针，针灸足太阳膀胱经的委中穴、足太阴脾经的阴陵泉穴、足少阳胆经的阳陵泉穴、足少阴肾经的阴谷穴、足阳明胃经的犊鼻穴、足厥阴肝经的曲泉穴。

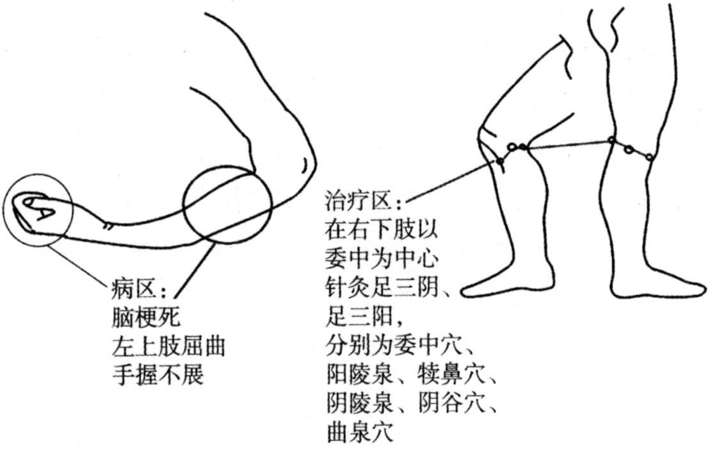

病例⑦取穴示意图

膝部为足三阳、足三阴经穴的枢纽，膝为肾之府、人体站立的脊梁、气血聚集的场所。三阴、三阳的穴位，环状的针刺，可使经血通，气血通，阴阳平衡，患侧的邪气流而不留，达到全身气血的流通，患侧恢复健康，这就是缪针的奥妙。

⑧郭某，男，61 岁，口舌左㖞，语言不利，左侧肢体活动受限。病史记录，患者一天前出现口舌左㖞，肢体活动受限，住院期间无发热，无恶心、呕吐，无腹痛，未发现意识障碍，食睡都好，二便正常，既往患高血压病 10 余年，210/110mmHg，未予系统治疗，糖尿病病史，生命体征：T 37℃，P 71 次/min，双侧瞳孔水平震颤，左侧鼻唇沟变浅，伸舌左㖞颈强，左侧肌力Ⅱ级，右侧肌力Ⅴ级，腱反射正常，左下肢引出病理征。MRI 显示：脑干及双侧脑室周围梗死，双侧基底节区及丘脑陈旧性梗死，脑白质多发性缺血。

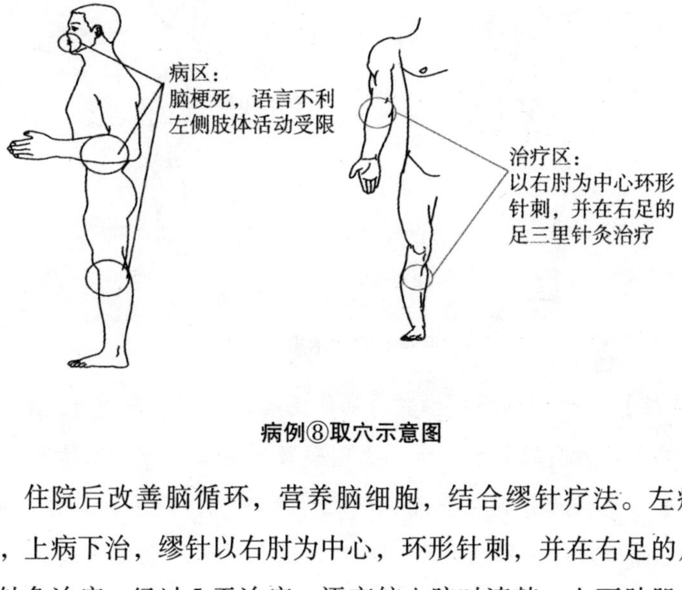
病区：
脑梗死，语言不利
左侧肢体活动受限
治疗区：
以右肘为中心环形
针刺，并在右足的
足三里针灸治疗

病例⑧取穴示意图

住院后改善脑循环，营养脑细胞，结合缪针疗法。左病右治，上病下治，缪针以右肘为中心，环形针刺，并在右足的足三里针灸治疗。经过 5 天治疗，语言较入院时清楚，左下肢肌力恢复Ⅲ级，能拄拐行走。

⑨王某，男，48 岁。在田地劳动锄地时，突然仆倒在地，神志昏迷，舌强不语，左侧半身不遂。入院时神志不清，言语不

清，眼泪汪汪，检查不合作，口舌左㖞，左侧上下肢不能活动。血压180/120mmHg，巴氏征阳性。CT检查：右侧基底节区脑梗死，证属中风。治疗：激活脑细胞，脱水，降颅压，用复方麝香注射液醒脑开窍，用足三针及缪针法，针右侧的曲池、外关、合谷、髀关、足三里、阳陵泉，针刺10分钟后，患者清醒，针5次后语言流利，下肢扶行，针10天后上下肢又能抬、举、屈、伸，持物正常。

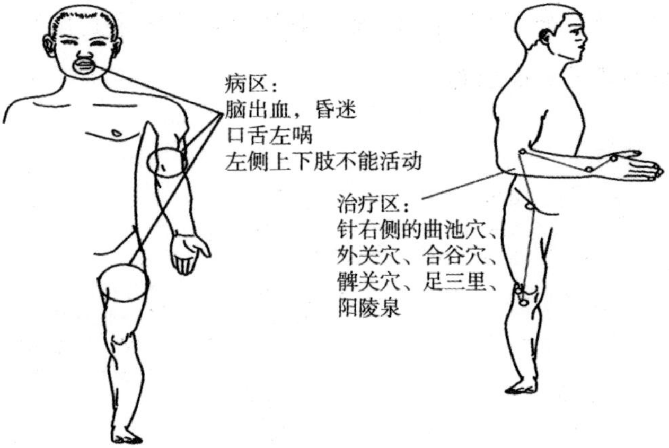

病例⑨取穴示意图

【按】 上述因脑梗死形成的屈伸困难，语言不利，神志昏迷，其重要原因为阴阳平衡失调，患侧邪留，经血不流。用缪针及足针促进信息传递，阴平阳秘，气血经气环流，瘀血散，经络通，而使脏腑调节，使阴阳平衡。阴阳之道，一阳一阴之谓道，偏阳偏阴之谓疾，阴阳平衡之谓理。

⑩冯某，男，48岁，于2017年7月28日初诊。左肩关节因受寒疼痛月余，抬举、内收、外展受限，动则痛，拍X线片后无异常，疼痛的部位在左肩关节上，局部无红、肿、热表现，属中

医的痹证。以缪针法在右大腿部上侧的髀关穴针灸，当时即痛止。

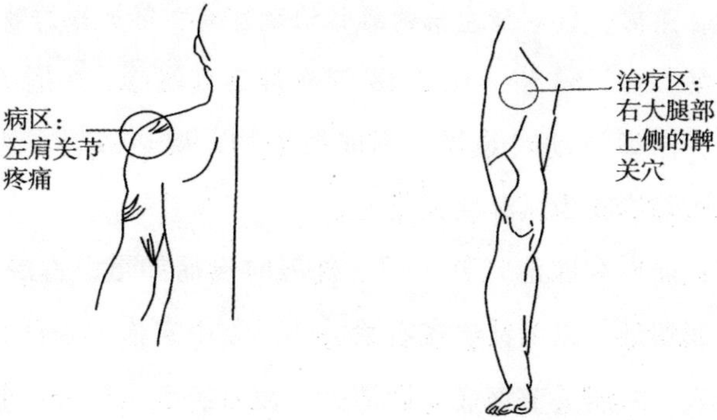

病例⑩取穴示意图

⑪韩某，男，59岁，于2017年8月15日就诊。肩关节疼痛5~6年，右肩和手指均疼痛，拿物时，上肢不能抬高及外展，动则痛剧，打针、针灸、中药收效甚微。

检查：肩关节强直，外展受限，压痛，叩击局部红肿，采用缪针法在左大腿部上侧的髀关穴针刺后疼痛减轻，针6次后疼痛消失。

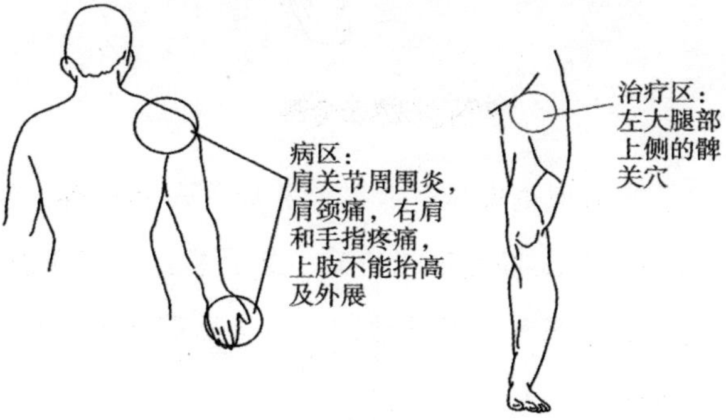

病例⑪取穴示意图

【按】肩关节炎、肩关节周围炎，因受寒邪或因外伤引起经络壅滞不通，长期活动受限，出现剧痛，使肩关节僵硬、强直，邪落于股骨深部，以右痛左治的缪针治之可有立竿见影的效果。

⑫白某，女，63岁，于2018年9月2日就诊。左肘关节疼痛2年余，抬举活动时难受，不能持重物，湿热减轻，遇寒加重，在市医院诊断为风湿性关节炎。

检查：痛点在曲池穴外一寸，外展时疼痛加重，舌淡苔白，脉迟缓，属痹证。以缪针法在右膝关节以委中穴为中心针灸，再加阳陵泉穴，左肘关节疼痛立即消失，而后经5次针灸，肘关节炎治愈。

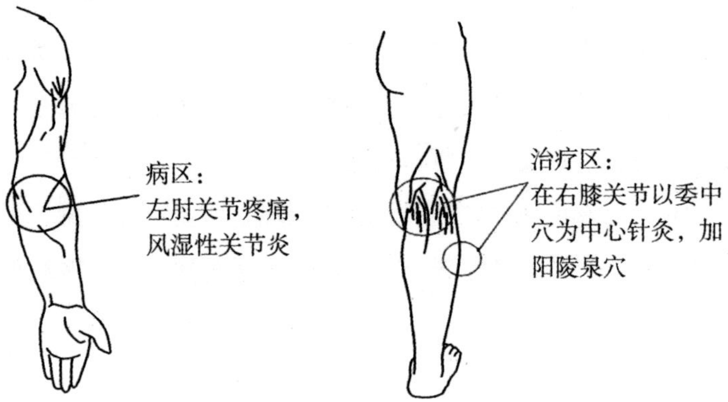

病例⑫取穴示意图

【按】肘关节痛皆是由风、寒、湿邪侵入人体经络，经络关节气血运行不畅，邪气留而不流所致。怎么能打开风寒湿痹痛？缪针可祛除邪气，使经气流畅开通，达到流而不留的目的，使不通的经脉流通起来。

⑬李某，男，69岁，于2018年6月就诊。膝关节疼痛，弯

曲呈弓形已3年，长期卧床，每当气候变化时疼痛发作，腿膝部冰冷，在立夏时候还穿棉裤，膝关节有摩擦音，生理反射减弱，膝部冰冷，肌肉萎缩，脉沉迟，舌苔淡白，中医诊断为痹证，用缪针法治疗。在双肘部针灸，取左右肘部曲池穴、尺泽穴、小海穴、水海穴、曲泽穴、天井穴，六条经络上的六个穴连成左右两个环，把左右十二条经气引至膝部，因寒气直冲于双膝，并用温阳兴火法，使双下肢产生温感，两个膝关节疼痛缓解有热感，连续用缪针法治疗15天，站立行走自如。

⑭刘某，女，28岁，于2017年7月27日就诊。双膝关节疼痛伴有冰冷感3个月，于2017年6月因生小孩受凉，双膝关节开始疼痛、冰冷，行走有声，曾用中药治疗，效果不佳；用针灸、拔火罐治疗后疼痛不减，时而加重。

检查：在膝关节触摸时感到发冷，舌苔白腻，脉象沉迟，属于风寒湿痹。缪针法在双肘六经六穴环状针灸，用扶阳温热法，使局部、双膝部有热感，半个月后，寒气排出，得热而痛消。

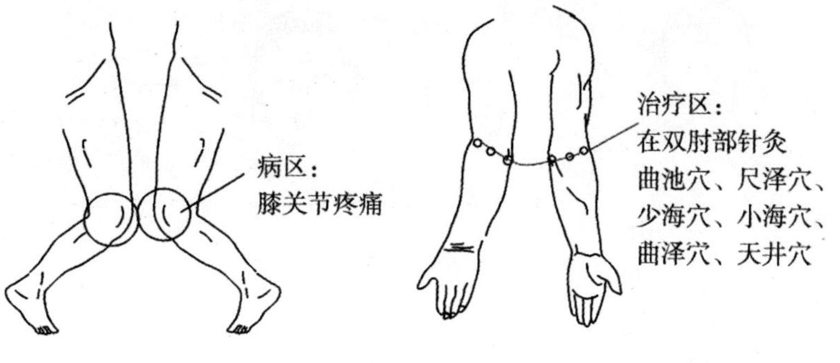

病例⑬⑭取穴示意图

【**按**】因产后受凉，阳虚迫紧，产后汗出，汗孔开大，风、寒、湿邪潜伏在双膝。用扶阳温热法及缪针法，逼风寒之邪外出，以下病上治的原则，自然疼痛消失。

⑮张某，29 岁，于 2017 年 5 月 10 日就诊。上腹部持续性痛一天，昨天上午突然胸膛憋闷不舒服，伴有恶心、呕吐，胃脘绞痛，吐出胃内容物，逐渐加重。

检查：排除肠梗阻、胃穿孔及胰腺炎，腹部柔软，上腹部压痛，因胃痛不能平卧，二便利，舌红，苔黄腻，脉弦。属胃脘痛，急性胃炎，急用缪针法，取后背部与胃脘相对的穴位，针刺一针后，患者有热感，疼痛消失。

⑯裴某，男，60 岁，于 2018 年 4 月 12 日就诊。患者肛脱 3 年，在窑洞休息，劳累后不能站立，只能半蹲半坐，若用力则直肠脱出肛门外边，不能回纳，有时一蹲下，直肠就随即脱出。检查时让患者呈蹲位，直肠脱出 4cm，苔白，脉沉细无力，采取缪针法，针灸水沟穴、承浆穴、地仓穴，局部有烧灼感，留针一个小时，半个月后脱肛痊愈。

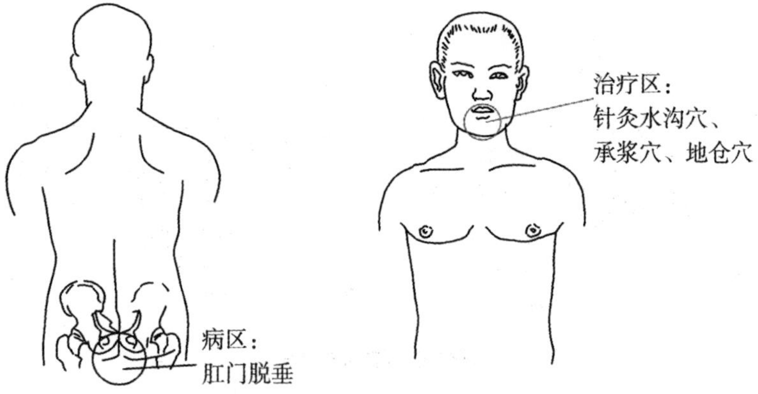

病例⑯取穴示意图

⑰李某，女，53 岁，生育一男一女。在生产第二胎后，产后 3 个月，子宫复位困难，因劳力过重，久而久之，子宫脱出阴道之外，有时摩擦出血。

检查：心、肺、膈（正常）。

彩超显示：子宫脱出阴道外 3cm，子宫颈正常。

采用缪针法，以长强穴为中心的上下左右各 1cm 处，连续针刺 12 次，脱垂的子宫缩回。

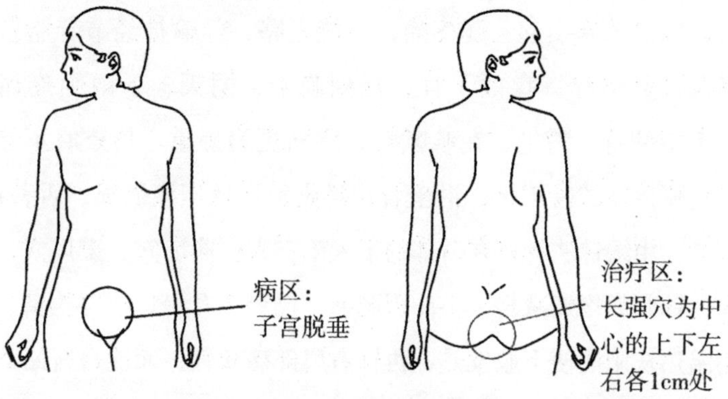

病例⑰取穴示意图

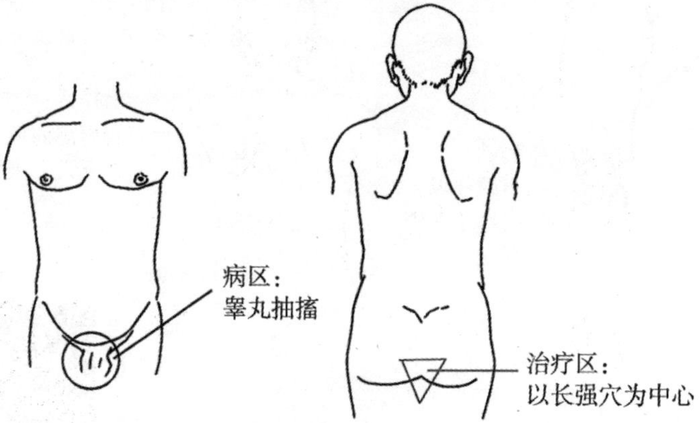

病例⑱取穴示意图

⑱孙某，男，56 岁，工人。嘴角处及上下颌骨，吃饭张嘴时抽搐，不能进食，而且下部睾丸抽痛，吃饭时背部痉挛，影响睡眠与生活，痛苦万分。检查心肺、生命体征正常，用缪针法，以长强穴为中心针灸 10 次，睾丸抽痛消失，吃饭时背部痉挛正常。

【按】运用缪针法，对脱肛、子宫脱垂、咽喉息肉，长强穴疗效显著，上病下治、前病后治均为缪针的道理。

⑲胡某，男，40 岁，于 2018 年 7 月 25 日就诊。右腿疼痛 3 个月，因受风寒引起右腿疼痛，不能走路，经输神经节苷脂营养神经及针灸治疗，疗效不佳，每到晚上、阴天、下雨则疼痛加重，不能翻身、蹲坐，在咳嗽时，疼痛更为加重。检查时不能弯腰，直腿抬高试验阳性，沿坐骨神经走行区域压痛明显，舌苔白，脉沉紧。用缪针法针刺在肩部的手太阳三穴：曲垣穴、秉风穴、天宗穴，针刺后疼痛减轻一半。因腿寒，已到 7 月份，还穿棉裤，而后用温热扶阳法使下肢发热，再针右肩部痛减轻，而能自行站立行走，前后用了 15 天的时间痊愈。

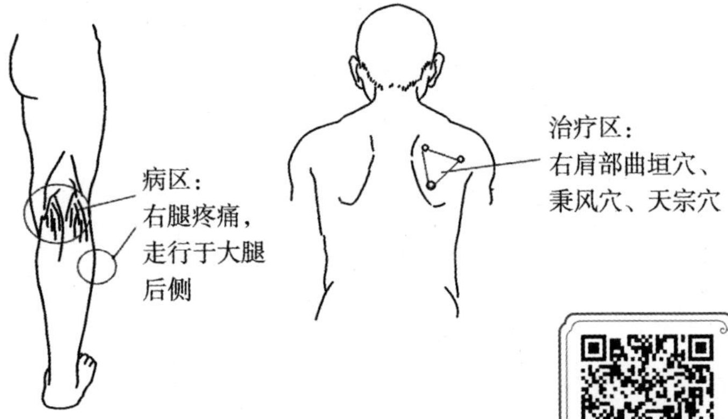

病例⑲取穴示意图

扫码听音频

⑳张某，女，68 岁，于 2018 年 5 月就诊。左肩部扭伤 6 天，因穿衣服举动不慎，左肩部扭伤，不能抬举和外展，动则疼痛难忍。检查左肩部无红、肿、热，用缪针法，在右下肢昆仑穴进针，局部疼痛即止。

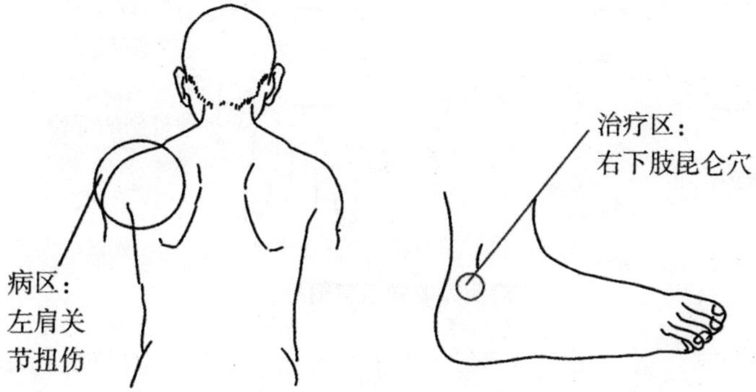

病例⑳取穴示意图

㉑赵某，男，31 岁，于 2018 年 3 月 12 日就诊。右手腕扭伤 2 天，在工作中不小心将右手腕扭伤，疼痛剧烈，不能移动，动则从手腕外侧牵涉到肘关节部。检查红、肿、热，不能动，舌红。用缪针法在右足外踝处刺入，一次治愈。

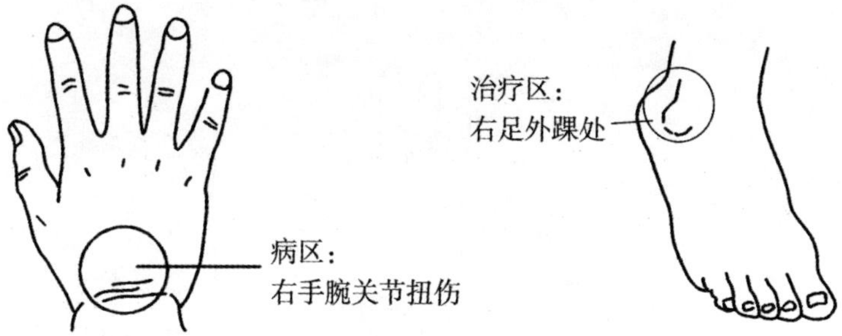

病例㉑取穴示意图

㉒李某，男，28 岁。左足背被打伤 3 天，红肿痛，不能行走。X 线片示足部无骨折，用缪针法在右手阳明经、少阳经对应左足背被打伤的部位治疗。

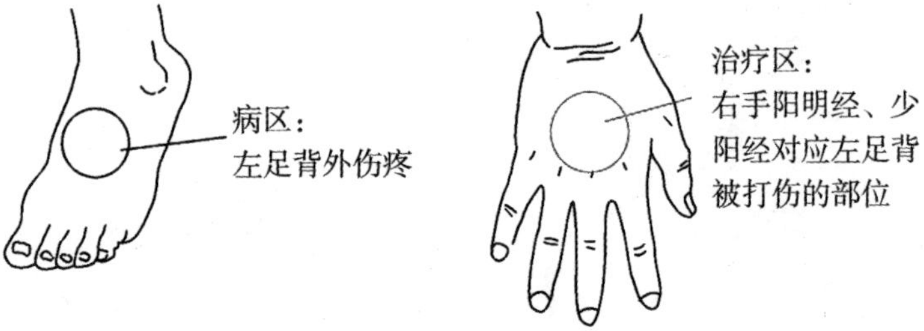

病例㉒取穴示意图

㉓刘某，男，16 岁，于 2017 年 4 月就诊。患者因骑自行车，被汽车撞伤，当时不能行走，即在某医院行核磁检查，示左股骨头骨折、膝部半月板损伤，经石膏固定，3 天后出现下肢红肿，足下垂不能站行，左四趾下垂，急做肌电图显示：股神经损伤所致足下垂。经治疗 1 个月，行走艰难，足下垂严重，曾在大医院诊断：股神经恢复困难，来本院治疗，采用缪针法治疗，针刺右手四缝穴治疗 1 个月后，左足趾展，可放平行走，左下肢活动正常。

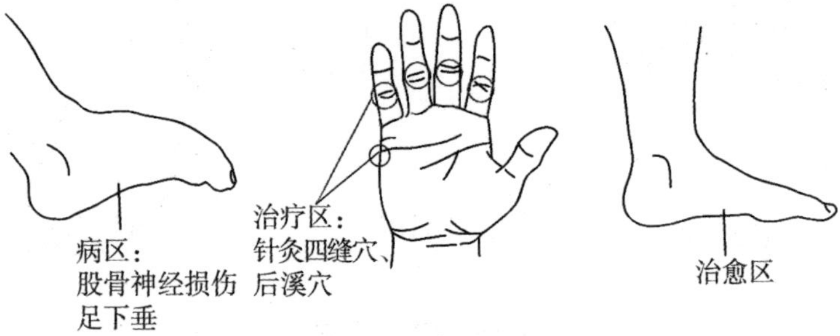

病例㉓取穴示意图

二、足 针

根据“天人相应”学说及生物全息基本原理，足部是人体全身生理、病理活动的重要反应部位。足针疗法的理论依据是天地感应，经络相互传导，相互沟通，相对平衡信息。穴位是个信息点，经络是条传导线，疾病病位是个面。点、线、面的信息保持不断畅通，才能协调阴阳平衡，通则无病，不通则病。足部的穴位敏捷性最强，当针感达到病位后其反应强烈，因此对脑病患者可显现出立竿见影的效果，足针疗法对语言的恢复有独特的疗效。

笔者通过认真学习中医的经典，加之借鉴后世医家的经验，经过长期的临床实践，在足部发现了与脑病直接相关的解痉、趾指、趾动、失语、失音、抬腿、屈膝、扩络、兴奋、神明、脑醒、开窍、手动、平衡、腰闪、指动、颈伸、眼视等60余个新穴位，分别确定了它们的名称、定位、功效及主治病症，并将这一研究成果总结命名为“足针疗法”。“足针疗法”的问世，对治疗脑卒中、偏瘫、失语等，可以收到意想不到的效果。

1. 足针的固本求新

远古时代，古人类从古猿爬行进化为双足行走，实现了由猿到人的决定性转变。双足行走，促进大脑发育，使人成为万物之灵，他们生活在洪荒野地，穴居而生，赤足而奔。《吕氏春秋·古乐》记载：“筋骨瑟缩不达，故作舞以宣导之。”晋代葛洪《肘后备急方》记载有摩足心疗法。《黄帝内经》记载了大量足部穴位，为足针疗法提供了坚实的理论基础，诸多足穴被后世医家广泛用于临床。《尔雅·释器疏》说：“凡物之本，必在足下。”双足与周身阴阳、气血、经络有着密切的联系，足部穴位临床治疗作用十分广泛。

1994年，有位柴姓患者就诊，左侧瘫痪，伴有剧烈头痛，抱头呻吟不绝。采用以往针灸疗法，效果均不明显，后在足部行间穴针刺，头疼立即好转，患者能够独立行走，像这样经治疗康复的患者甚多，多是取穴足部，引起笔者深思……时隔一年，有一位突然失语的患者前来诊治，笔者为有意识地验证足部穴位的敏感程度，先扳患者足大趾，发现第一关节有麻木感，于是按照传统针灸取阿是穴，扎了几针，患者立即恢复了说话能力。验证了这些穴位的作用与功能。

长期以来，古人有“人之五体，以足最贱”之偏见，脚被牢牢包裹在鞋袜内，不见天日。一双足，在普通人眼中，不过是仅能行走的人体部位。而对针灸大夫来说，这双足隐藏着无数奥秘。想到古老的针灸疗法，笔者便在中医古典理论中发掘，在自己的足上摸索新穴位，按照体针分布足上30多个穴位，又找到60多个新穴位，并一一试验，发现并记录下它们的新作用，其中疗效明显的有35个，分别给这些穴位命名为失语、失音、抬腿、扩络、息喘、兴奋等，并把这些穴位绘制到20多张图上。

2. **足针的理论研究**

人体是一个阴阳平衡和谐的有机整体，“阴平阳秘，精神乃治”，《黄帝内经》认为人是应天地之气而生，即所谓“人生一小天地”，《素问·阴阳应象大论》说：“上配天以养头，下象地以养足，中傍人事以养五脏。”《灵枢·邪客》说：“天圆地方，人头圆足方以应之。”故根据天人相应学说，以“天地感应、经络传导、相互沟通、相对平衡”作为足针的理论。

（1）天地感应

上为天，下为地，大气作为信息的媒体感应的工具；头为天，足为地，经络作为人的网络系统，构建全身信息，能感应精气神、四肢百骸和七窍及五脏六腑的气血运行，周流不息，维持人的生命。《类经·经络类》说：“精藏于肾，肾通于脑，脑者阴也，髓者骨之充也，诸髓皆属于脑，故精成而脑髓生。”而肾气原穴的流注部位太溪就在足部，流注着先天肾气，以及足部流注着后天水谷之气的太白脾经原穴，故脑部及脏腑病变取足部穴治疗有了充分的理由。

（2）经络传导

足三阳从头走足，足三阴从足走腹，手三阳从手走头，手三阴从腹走手。人体所有阴经向上行，阳经向下行，形成“阴升阳降”。头足相应，经络相对。信息传导、周流不息，足部经络与全身经络相互联结。针足三阳、足三阴，亦能返手三阳、手三阴。把信息传导于头部全身，可以足部取穴，治头部病。故《素问·阴阳应象大论》说：“故善用针者，从阴引阳，从阳引阴，以左治右，以右治左，以我知彼，以表知里。”故可用足针上病下治。

（3）相互沟通

起重要作用的是经络穴位沟通，部位沟通，即合谷与太冲，劳宫与涌泉，手指与足趾，手背与足背，手病与足病。《灵枢·根结》云：“太阴根于隐白、结于太仓……厥阴根于大敦，结于玉英。”阳跻由目走足，阴跻由足至目。与阴升阳降原则相合，阴、阳跻脉入脑，脑为神明之府，故足部针灸能治脑。《灵枢·口问》

说："上气不足，脑为之不满，耳为之苦鸣，头为之苦倾，目为之眩，补足外踝下留之。"《素问·厥论》指出，"阳气起于足五趾之表……阴气起于足五趾之里"，认为足三阴经起于足，足三阳经止于足，又与手三阴、手三阳、奇经八脉相联系，这样足部与全身脏腑通过经络相通起来。为足针治疗脑卒中引起的上肢瘫，以及治疗其他疾病找到对应取穴的理论依据。

（4）相对平衡

人是一个有机统一的整体，各部分始终保持着平衡。但平衡不是不变的，而是在活动中求平衡，是相对的，相对有其位、量、能。其位是上下左右、内外表里、经络奇穴，其量是大小、多少、轻重，其能是盛衰强弱。而面临新的不平衡症状出现时，通过足针疗法，统一体做出适应性反应，而达到机体相对平衡。

3. 经络的最新研究

近几年来，国内外对经络做了大量实验研究，力求把经络的实质揭示出来，其中包括血管、淋巴系统等已知结构的人体功能调节系统，经络是独立于神经、血管和淋巴系统等已知结构之外的，并与之密切相关的另一个功能调节系统，概括为经络与神经系统相关，经络与周围神经相关。有人认为经络就是引导电磁波传播的"波导管"，脏腑就是它的谐振腔。有人认为经络可能是特殊细胞间隙的通信连接系统，还有人认为经络的实质以肌肉纤维为基础。

综上述研究的方法论和观点，都是通过西医的研究方法，认为中医经络是西医的补充，把经络归于西方医学的范围，所以研究来，研究去，经络的本质和存在的部位得不出正确的答案。

中医是一门科学，人体由阴、阳二气组成，以一个整体观出现。如“形神合一”“天人相应”“脑为神之府”。针之要，气至而有效，指出气至病所，经络与气和神有着密切的关系，研究经络离开了“气”和“神”，就丢掉了经络的灵魂。

那么经络的实质是什么？经络在哪里？经络分布于人体各部位，是一个特殊的系统，有形有物，如天地之间的大气层一样，它存在于人体结构的皮里膜外，阴、阳二气在皮里膜外循行不休的运动，联系着四肢百骸、五脏六腑的“气”和“神”的适应点。通过临床实践和针灸穴位效果，它如同一个操控网站，是一个网站系统、信息系统，生动地来说，穴位是个站，经络是条线，病位是个点，针灸某一个穴位就好像打开闸门，找到适应点，病位有反应，点、线、面的信息保持不断畅通，协调阴阳平衡，通则无病，不通则病。

4. 足针的适应证

（1）脑血管系统：中风偏瘫、脑出血、脑昏迷、失语、视物不清、麻木不仁、软弱无力、舌根发硬、走路不稳、一过性意识不清、嗜睡、头痛（或原有的头痛变为持续性不缓解）、神志不清、大小便失禁。

（2）心血管系统：冠心病、高血压。

（3）消化系统：腹痛、胆囊炎、胃肠炎。

（4）妇科疾病：子宫肌瘤、痛经、闭经。

（5）骨科疾病：颈心综合征、椎间盘突出、强直性脊柱炎、肩周炎、关节痛。

5. 足针的基本操作方法

（1）医生用肥皂水将手洗干净，待干后，再用75%酒精棉球擦拭。

（2）通知患者就诊的当天早晨用温水洗净双脚。

（3）让患者仰卧，把袜子脱掉，在需要针刺的穴位上用75%酒精棉球擦洗消毒，或用安尔碘在穴位消毒，擦拭时应从穴位中心向外侧消毒。

（4）足针进针时要求取穴准，针刺快，针要细要短。

（5）足针的留针时间为15～20min，中间不再捻针。

（6）取针时，可用棉签按压穴位，以防出血。

疗程：常见病10天一个疗程，中风偏瘫、关节痛、腰肌病15天一个疗程。

6. 针刺方法的改进

使用的针宜短不宜长，针刺宜浅不宜深，针刺手法宜快不宜慢，特别是足针新发现的穴位，都要遵循这一原则，都能达到立竿见影的效果。

7. 足部新穴与主治

（1）大趾背部穴

【解痉】

定位：足大趾两侧趾甲角连线中点下约0.1寸。

主治：手指屈曲痉挛、伸展困难。

针法：针尖点穴，深1～2分。

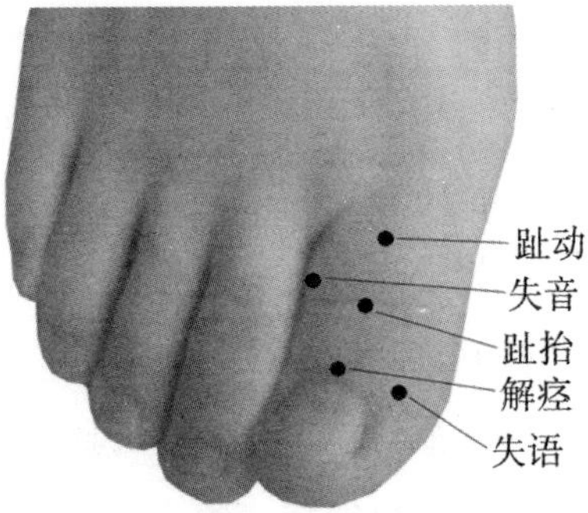

大趾背部穴示意图

【趾抬】

定位：足背足大趾、趾骨间关节横纹中点。

主治：足趾内收、伸展困难、头重脚轻。

针法：针尖点穴，深1～2分。

【趾动】

定位：解痉穴与趾抬穴连线上，趾抬穴下0.5寸。

主治：手大拇指活动困难、麻木。

针法：直刺或向内、外斜刺。

【失语】

定位：距足大趾趾甲外向下1cm（约0.3寸）。

主治：脑梗死失语、脑出血失语、发声低下、咽炎、舌头活动不灵、吞咽困难、语言不利。

针法：针尖外斜刺深1cm，偏瘫则针同侧穴位。

【失音】

定位：距足大趾趾甲内侧向下2cm（约0.6寸）。

主治：脑梗死失语、脑出血失语、发声低下、咽炎、舌头活动不灵、吞咽困难、语言不利。

针法：针尖向内侧直刺向下深1cm。

（2）二趾背部穴

【扶正】

定位：第二趾两侧趾甲角连线中点下约0.1寸。

主治：少气无力、行走气喘。

针法：直刺、点穴。

【内翻】

定位：第二趾足背第二趾关节横纹中点。

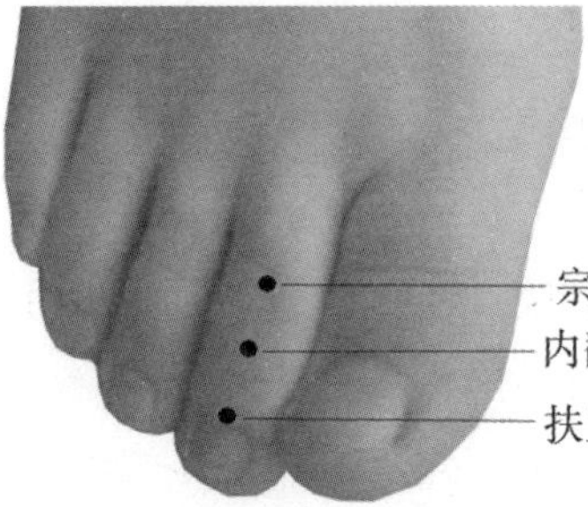

二趾背部穴示意图

主治：足内翻。

针法：直刺、点穴。

【宗仁】

定位：第二趾足背第一趾关节横纹中点。

主治：水肿。

针法：针尖点刺，深1～2分。

(3) **三趾背部穴**

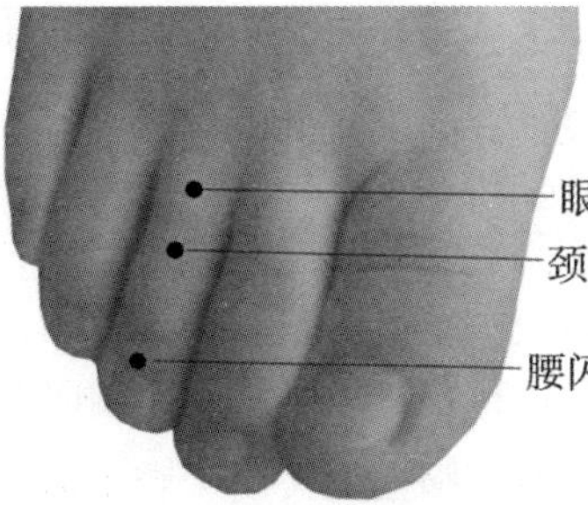

三趾背部穴示意图

【腰闪】

定位：第三趾足背两侧趾角连线中点下约0.1寸。

主治：腰扭伤、腰大肌损伤、坐骨神经痛、小儿麻痹后遗症、高血压。

针法：针尖点刺，深1～2分。

【颈伸】

定位：第三趾足背第二趾关节横纹中点。

主治：胸锁乳突肌炎、颈转头晕。

针法：针尖点刺，深1～2分。

【眼视】

定位：第三趾足背面两侧缝纹端连线中点处。

主治：近视、远视、目暗、视物不清。

针法：针尖点刺。

(4) **四趾背部穴**

【益肝】

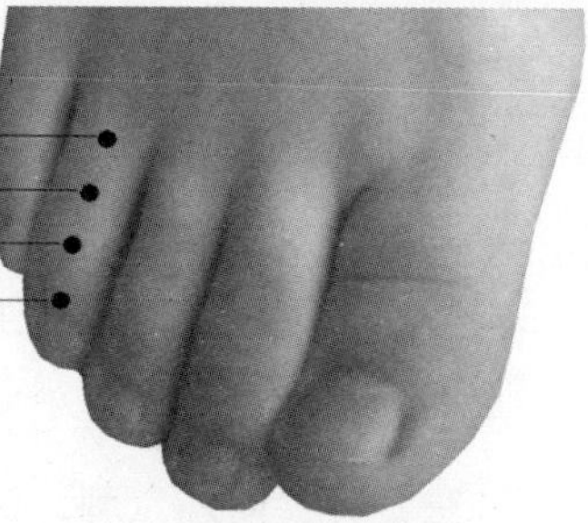

四趾背部穴示意图

定位：第四趾足背两侧趾甲角连线中点下约0.1寸。

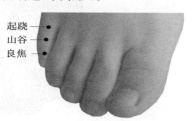

主治：肝炎、黄疸、右胁下刺痛。

针法：针尖点刺。

【谷良】

定位：第四趾足背面第二趾关节横纹中点。

主治：副鼻窦炎引起的头晕目眩、头痛、头闷。

针法：针尖点刺。

【坚石】

定位：第四趾足背面第一趾关节横纹中点。

主治：足趾屈曲、伸平困难。

针法：针间点刺，深1~2分。

【放曲】

定位：第四趾足背面两侧缝纹端连线中点处。

主治：足外翻。

针法：针尖点刺。

(5) **小趾背部穴**

【良焦】

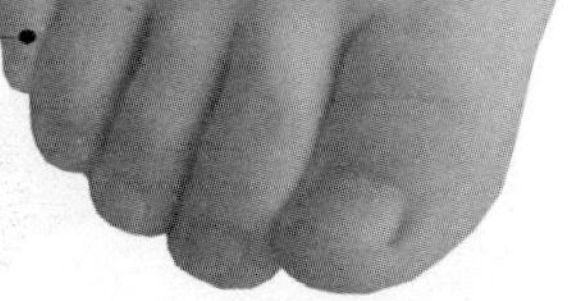

小趾背部穴示意图

定位：小趾足背面两侧

趾甲角连线中点下约0.1寸。

主治：足底部有刺感。

针法：针尖向外点刺，深1~2分。

【山谷】

定位：小趾足背面第一趾关节缝纹中点。

主治：骨刺、腰椎增生。

针法：针尖向外点刺，深1~2分。

【起跷】

定位：小趾足背面平趾间缝纹端直线上中点。

主治：泌尿系感染、尿痛、尿急、尿痛。

针法：针尖向外点刺，深1~2分。

微信扫码
•有声读物
•中医理论
•阅读笔记
•交流社群

(6) 第一、二趾（跖）骨间隙穴

【抬腿】

定位：足背第一、二趾间缝纹端内0.1寸。

主治：脑出血、脑梗死、高血压、偏瘫、截瘫、小儿麻痹、一氧化碳中毒性续发性麻痹、痴呆、共济失调、抬腿困难、站立不稳。

针法：直刺1~1.5cm。

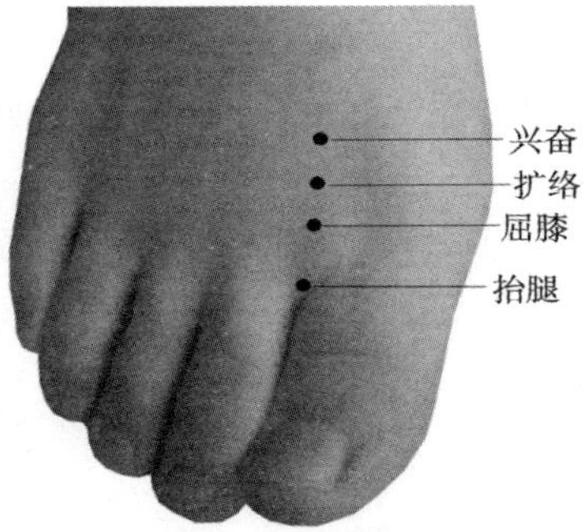

第一、二趾（跖）骨间隙穴示意图

【屈膝】

定位：足背第一、二跖骨间，行间穴与太冲穴1/4处。

主治：风湿性关节炎、类风湿性关节炎，膝关节肿胀、屈曲、伸直疼痛，红斑狼疮性关节炎。

针法：直刺1～1.5cm。

【扩络】

定位：足背第一、二跖骨间，行间穴与太冲穴1/2处。

主治：扩张动静脉、脑血管痉挛、脑供血不足、脑梗死、偏瘫、头痛、头晕。

针法：直刺1～2cm，针时足放平、腰屈曲低头，与百会穴同时进针，头上针向左旋，足部针向右旋。

【兴奋】

定位：足背第一、二跖骨间，行间穴上0.9寸，行间穴与大冲穴3/4处。

主治：嗜睡症、更年期综合征、忧郁性头痛。

针法：直刺1～1.5cm。

(7) 第二、三趾（跖）骨间隙穴

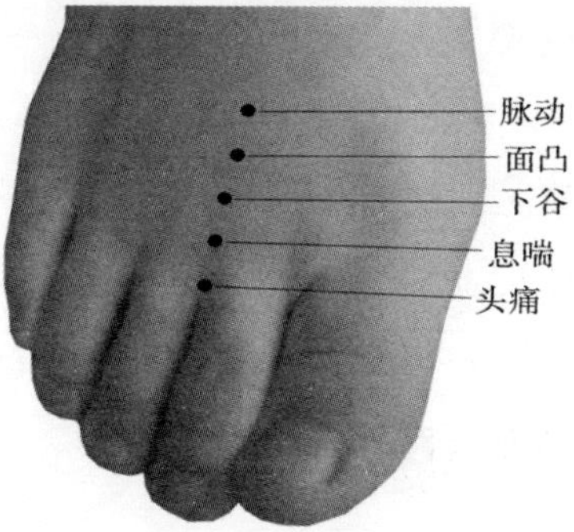

第二、三趾（跖）骨间隙穴示意图

【头痛】

定位：足背第二、三趾间缝纹端。

主治：头痛、头晕、腹痛、胃痛、痉挛、神经性头晕、更年期心烦。

针法：直刺点穴。

【息喘】

定位：足背第二、三跖骨间，头痛穴上0.35寸。

主治：支气管哮喘，有定喘作用。

针法：直刺1~1.5cm。

【下谷】

定位：足背第二、三跖骨间、头痛穴上0.5寸。

主治：有嗜睡感而不眠、寐时而醒、醒时而寐。

针法：直刺点穴。

【面凸】

定位：足背第二、三跖骨间，头痛穴与第二、三跖骨结合部前凹陷线4/5处。

主治：脉管炎、糖尿病坏疽、足动脉细弱。

针法：直刺点穴。

【脉动】

定位：足背第二、三跖骨结合部前凹陷中。

主治：神经性头痛、痛经、坐骨神经痛、肾结石、腹痛。

针法：直刺，深1~2cm，配手三里治腰痛。

(8) 第三、四趾（跖）骨间隙穴

【尚阳】

定位：足背第三、四趾间缝纹端。

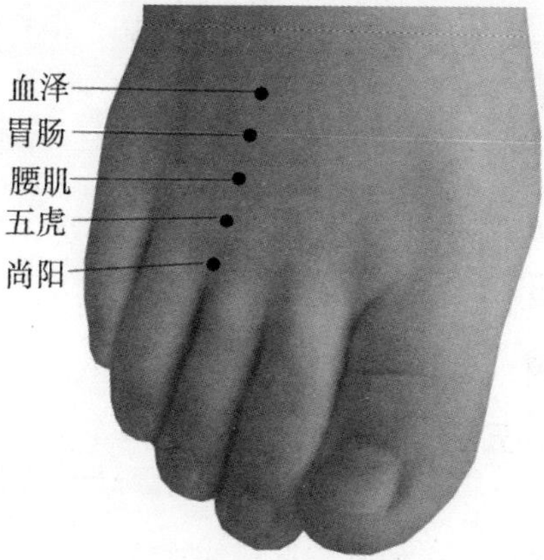

第三、四趾（跖）骨间隙穴示意图

主治：上肢伸屈困难、瘫痪性提捏臂、划圈腿。

针法：直刺 1 ~2cm，配条口穴。

【五虎】

定位：足背第三、四跖骨间，尚阳穴上 0.2 寸，尚阳穴与第三、四跖骨结合部前凹陷连线 2/5 处。

主治：肺心病、肝肾功能不全性浮肿、膀胱病。

针法：直刺，深 1 ~2 分。

【腰肌】

定位：足背第三、四跖骨间，尚阳穴上 0.4 寸，尚阳穴与第三、四跖骨结合部前凹陷连线 3/5 处。

主治：腰痛、腰肌劳损、肘关节炎。

针法：直刺，深 1 ~2 分。

【胃肠】

定位：足背第三、四跖骨间，尚阳穴上 0.6 寸，尚阳穴与第三、四跖骨结合部前凹陷连线 4/5 处。

主治：腹泻、胃痛、呕恶、消化不良。

针法：直刺，深1～2分。

【血泽】

定位：足背第三、四跖骨结合部前凹陷处。

主治：胃出血、黑便、咯血。

针法：直刺，深1～2分。

(9) 第四、五趾（跖）骨间隙穴

【肝经】

定位：足背第四、五趾间缝纹端处。

主治：乳腺增生、阴部肿痒。

针法：直刺，深1～2分。

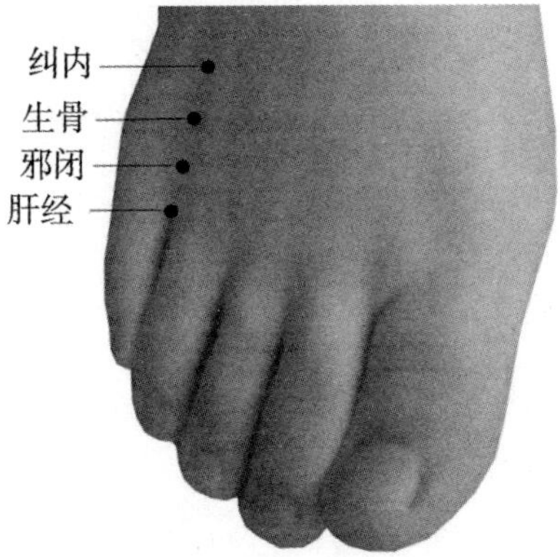

第四、五趾（跖）骨间隙穴示意图

【邪闭】

定位：足背第四、五跖骨间，肝经穴与第四、五跖骨前结合部前凹陷连线1/3处。

主治：尿频、尿痛、腹痛、便秘、昏迷、腰腿痛、尿闭、牙痛、足外翻、足小趾跷。

针法：直刺，深1～2分。

【生骨】

定位：足背第四、五跖骨间，肝经穴与第四、五跖骨前结合部前凹陷连线2/3处。

主治：坐骨神经痛。

针法：直刺，深1～2分。

【纠内】

定位：足背第四、五跖骨间结合部前凹陷处。

主治：面神经麻痹、口眼㖞斜。

针法：直刺，深1～2分。

（10）**足背外侧穴**

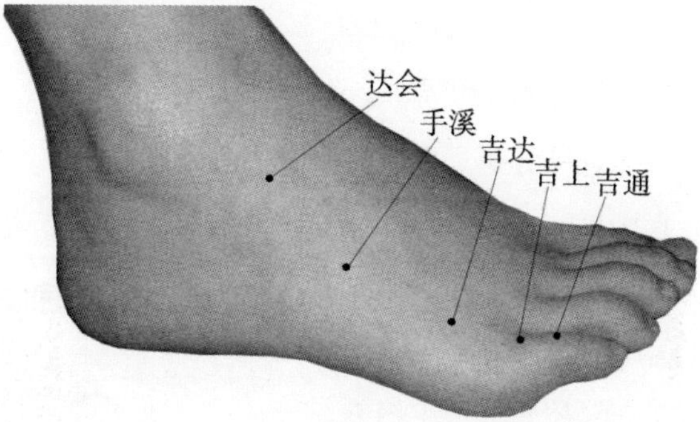

足背外侧穴示意图

【吉通】

定位：足小趾第二趾间关节上缘处。

主治：上肢手腕僵硬、五指屈曲、痉挛。

针法：直刺，深0.5～1分。

【吉上】

定位：足小趾第一趾间关节上缘处。

主治：足内翻、小脚趾内收。

针法：直刺，深1~2分。

【吉达】

定位：第五跖趾关节上缘处。

主治：偏瘫、半身麻木不仁、肘关节屈曲、腹胀、腹水、脉管炎、肾炎、尿痛、尿急、尿频、肾结核尿血。

针法：直刺，深0.5~1分。

【手溪】

定位：第五跖骨粗隆上缘凹陷处。

主治：上肢抬举困难。

针法：直刺，深1~2分，针时配条口、上巨虚、阴陵泉。

【达会】

定位：足外侧踝上1寸。

主治：腰痛、尾骨痛、会阴肿胀、内外痔。

针法：直刺点穴。

(11) **足背内侧穴**

扫码听音频

【紫阳】

定位：第一跖跗骨关节上缘处。

主治：足趾、足背活动困难。

针法：直刺，深1~2分。

【浮石】

定位：第二跖跗骨关节上缘处。

主治：胁痛、双下肢痛、膝关节肿大、双下肢走路不稳、截瘫、大小便失禁、下肢麻木。

针法：针尖点刺。

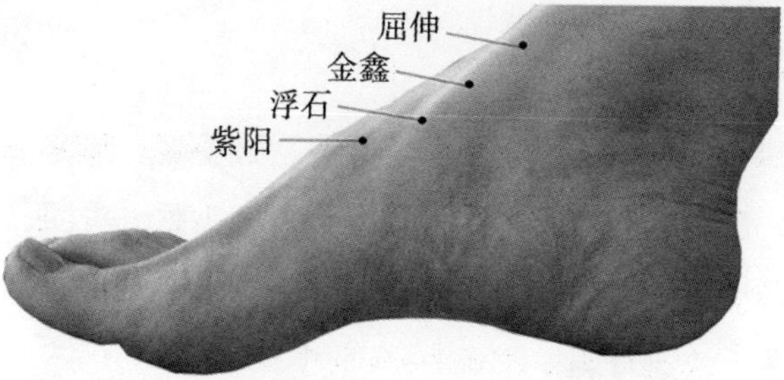

足背内侧穴示意图一

【金鑫】

定位：足舟骨与距骨结合部上缘处。

主治：足跟痛。

针法：针尖点刺。

【屈伸】

定位：内踝前缘凹陷中。

主治：上下肢半身不遂、肘不伸、腿不能直，上肢挎篮臂、下肢划圈腿、站立困难。

针法：直刺，深1~2分。

（12）**五趾腹穴**

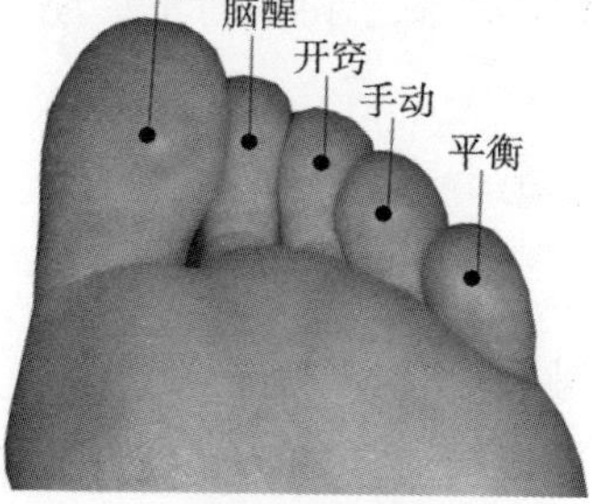

五趾腹穴示意图

【神明】

定位：足大趾趾腹中心。

主治：脑昏迷、动脉硬化性脑病、脑萎缩、脑痴呆、大脑发育不全、反应迟钝、感觉性失语、头痛、头憋、头闷、头胀、头晕、神经性头晕、颈椎病性手麻。

针法：快速直刺，深0.1～0.5寸。

【脑醒】

定位：第二趾趾腹中心。

主治：脑昏迷、吞咽困难、一氧化碳中毒、继发性脑病、偏头痛、鼻炎性头痛。

针法：直刺，快速进针，深1～3分。

【开窍】

定位：第三趾趾腹中心。

主治：脑昏迷、外伤性昏迷、发热昏迷、脑膜炎神志不清、脑出血性高热、脑梗死昏迷、脑疝。

针法：直刺，深1～3分。

【手动】

定位：第四趾趾腹中心。

主治：手指握物困难，手心朝下、朝上困难，手指只屈不伸。

针法：直刺，深1～3分。

【平衡】

定位：第五趾趾腹中心。

主治：共济失调、足放用困难、足趾勾下、足趾只屈不展、走路摇摆。

针法：直刺，深1～3分。

（13）**五趾跟部穴**

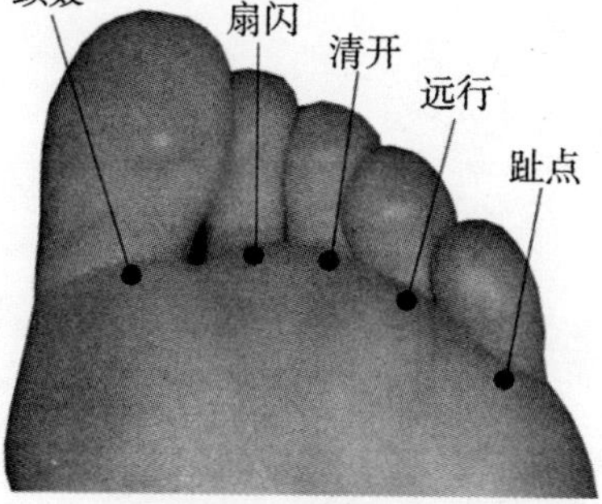

五趾跟部穴示意图

【颈聂】

定位：足底，第一趾横纹中点。

主治：颈椎病、颈椎增生、摇头、手颤动。

针法：直刺，深1～3分。

【扇闪】

定位：足底，第二趾横纹中点。

主治：摇头，手臂、腿、足麻木，失语。

针法：直刺，深1～3分。

【清开】

定位：足底，第三趾横纹中点。

主治：腹胀、胃炎、胃下垂、肝腹水。

针法：直刺，深1～3分。

【远行】

定位：足底，第四趾横纹中点。

功能：清肝水、治实热、醒神窍。

针法：直刺，深1～3分。

【趾点】

定位：足底，第五趾横纹中点。

主治：站立不稳。

针法：直刺，深1～3分。

扫码听音频

(14) **足底穴**

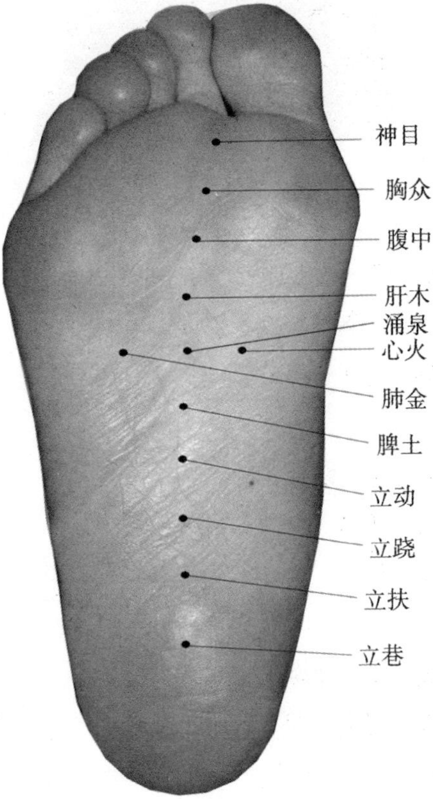

【神目】

定位：胸众穴向上0.5寸。

主治：复视、近视、斜视、目眩、目暗、头晕、头痛。

针法：直刺，深0.1~0.5寸。

【胸众】

定位：腹中穴向上0.5寸。

主治：胸痛、心绞痛、胸腔积液、气短、气促、胸憋。

针法：直刺，深0.1~0.5寸。

【腹中】

定位：肝木穴向上0.5寸。

主治：腹痛、肝痛、肋间神经痛、胆囊炎、胰腺炎、胃肠炎、便秘、呃逆。

针法：直刺，深0.1~0.5寸。

【肝木】

定位：涌泉穴向上1寸处。

主治：肝区痛。

针法：直刺，深0.1~0.5寸。

【肺金】

定位：涌泉穴外旁开1寸。

主治：咳、痰、喘、胸痛、气急、半身不遂。

针法：直刺，深0.1~0.5寸。

【心火】

定位：涌泉穴内旁开1寸。

主治：口干、舌烂、心悸、怔忡、心痛、失眠、痴呆、健忘、心脏病。

针法：直刺，深0.1~0.5寸。

【脾土】

定位：涌泉穴向下 1 寸。

主治：腹胀、腹痛、消化不良、纳呆食少、少气乏力、精神不振、半身不遂、腰膝酸软、五心烦热、骨蒸盗汗。

针法：直刺，深 0.1 ~0.5 寸。

【立动】

定位：脾土穴向下 1 寸。

主治：下肢麻木、抽搐、截瘫、偏瘫、上下肢痉挛。

针法：直刺，深 0.1 ~0.5 寸。

【立跷】

定位：立动穴向下 1 寸。

主治：足腕活动受限、下肢浮肿、足趾上跷或下凹。

针法：直刺，深 0.1 ~0.5 寸。

【立扶】

定位：立跷穴向下 1 寸处。

主治：偏瘫、肢端麻木、循环不畅。

针法：直刺，深 0.1 ~0.5 寸。

【立巷】

定位：立扶穴向下 1 寸。

主治：站立不稳、行走不便、共济失调、高血压、足跟痛、举臂抬腿困难。

针法：直刺，深 0.1 ~0.3 寸。

病案举例：

①张某，男，60 岁，工人，于 2005 年 10 月 9 日就诊。失语、偏瘫 2 月余，患者于 2 月前昏迷，右侧肢体偏瘫，经 CT 诊

断为脑出血，经外科开颅引流术后，神志清楚，遗留失语、右侧偏瘫，来诊时家属代诉，经某家医院治疗后右侧肢体偏瘫好转，但不会说话，经常发脾气，夜睡不宁，易醒，纳差。阅病历，几家医院都诊断为脑出血后遗症、脑卒中（中脏腑）。曾针刺的穴位有心俞、脾俞、气海、足三里、三阴交、哑门，经过月余治疗，右偏瘫肢体有恢复，但不能自己行走，语言未见好转，听闻本院用足针可让患者恢复言语能力，来院试诊。

检查：神清，失语，可听懂别人说的话，但不能表达，舌红少苔，脉细弱无力，右侧肌力Ⅱ～Ⅱ级。

中医诊断：中风失语、偏瘫。

西医诊断：脑出血后遗症。

治疗：足针疗法。

操作方法：平卧位，在取穴点用75%酒精棉球消毒。

取穴：失语、解痉、失音、行间、太冲。

手法：选穴要准，进针宜快不宜慢，宜浅不宜深，针刺后留针20min，待足发热，让嘴唇做上下碰撞动作，连续针刺15次为一个疗程。

10月15日取穴：失语、行间、失音，患者立即出声音，舌头用力可伸出嘴唇。

10月19日取穴：失语、行间、失音、太冲、醒脑、神明，患者反应明显，可发出“啊”的声音，说三五个字。

10月27日取穴：太冲、涌泉、行间、醒脑、失语、失音，患者上下嘴唇闭合灵活，发出“八”的声音。

经15次治疗，语言恢复，可扶杖行走。

【按】 足针疗法对语言的恢复有独特的疗效。根据“天人相应”学说，足针疗法的理论是“天地感应，经络传导，相互沟通，相对平衡”，利用经络信息传导系统发挥作用。穴位是个信息点，经络是条线，病位是个面。点、线、面的信息保持不断畅通，协调阴阳平衡，通则无病，不通则病。足部的穴位敏捷性最强，针感传至病位的信息更强。针感达到病位的反应性激烈，因此可达到立竿见影的效果。

②杨某，男，51岁，陕西省延长县人。于2004年7月5日，突然说话不利落，3日后来院就诊时，完全丧失语言功能，舌体不能自如转动，吞咽动作自如，一问就哭，心急如火的表情，流着泪，指着口表示让他赶快说出话来。CT诊断：腔隙性脑梗死，无运动性肢体障碍，纳差少食，舌苔白，脉弦紧，证属肝阳上亢，语言謇涩。

取足部穴位：失音、失语、行间、太冲，针后稍能发出低声，但语言不清晰，听不清说话的意思。加取用天柱穴，天柱穴用三寸长针，针向舌根方向刺入，使其直抵咽喉，出现酸麻感觉，又取风府穴，向舌根方向直刺1寸，针后舌根有了灵活度。接着取足部的新老穴位：失音、失语、涌泉、太冲、醒脑、兴奋、开窍、神明，稍后舌尖向外伸，能喊出“一、二、三、四、五”的声音，第二天早上又针刺失音、失语，发音质量明显好转。

【按】足部的失语、失音穴对脑血管有直接调节功能，配合天柱、风府穴有相辅相成的作用。既用新发现的穴位，又用传统的体穴，笔者体会到中医要经久不衰，传承是根本，发掘是前提，创新是蹊径，疗效是核心。语言謇涩用针刺方法可起到立竿见影的效果，使人感到神奇。2天后，患者语言流利，十分感激，一定要拿2万元表示感谢，我们认为这是医生应该做的，婉言谢绝了。而后其改送一个金匾，上书“针到病除”四个字。

③秦某，女，46岁，2008年11月2日就诊。患者上午出门坐车，感受风寒，下午回家后，感到左侧下肢麻木不仁，自以为风吹受冻，没有在意，又见头痛，量血压140/94mmHg，服降压药入睡。次日晨起发现左侧下肢活动受限，不能自主站立，需人扶才能行走，立即来院救治。CT诊断：脑梗死，立即进行针灸治疗。

取穴：抬腿、屈膝、扩络、兴奋，配三里穴。

三里穴取法：曲池穴与桡骨小头顶点的虚线分三等份，取内1/3，再分两等份，用等分的长短为等腰三角形的腰，腰顶点为三里穴。

其穴进针宜快不宜慢，用提插法，用三种手法使热感从三里穴直达足部。

其一，捻插三里穴；其二，针者将患侧的中指屈起来，做屈曲动作；其三，扳开足中趾往后压10余次。这三种动作反复10余次，被针刺的下肢立即会感到热乎乎的，这时瘫痪的下肢就立即运动起来，麻木消失。这种针法可使不能屈的能屈，不能伸的能伸，不能走的能走，下肢痛的立即不痛，但必须先针刺抬腿穴、扩络穴、兴奋穴、三里穴才能有这种神奇效果。

【按】足部的穴位与前臂上的穴有什么联系呢？足三阳从头走足，足三阴从足走腹，手三阳从手走头，手三阴从胸走手，形成“阴升阳降”“头足相应，经络相对，信息传导，周流不息”的局面，针足三阳、足三阴，亦能返手三阳、手三阴，将信息传导手足。这就是在足部取穴，却能治脑部的病，故称为上病下治。

④曹某，男，70 岁。右侧肢体活动不利，语言不清 16 年，加重 1 月余，在门诊诊断为中风。1988 年患者再次因突然昏迷、神志不清而被送往某医院治疗，诊断为脑梗死。经治疗后痊愈出院，继续工作。前前后后 5 年内发作了 5 次脑梗死，右侧肢体活动不利，语言不清症状逐渐加重，伴有计算力、记忆力、定向力下降，近 1 个月来上述症状较前加重。来院求诊时，神志清楚，精神不振，言语不利，二便正常，夜寐安。CT 检查示大面积脑梗死，血压 140/80mmHg，软腭运动差，咽反射减弱，左侧肌力增高，上肢呈屈曲状，挎篮臂，右侧肌力Ⅲ级，定向力障碍，理解力、记忆力均差。西医诊断：多发性脑梗死。

取穴：足部穴位，三阴交、太冲、行间、内庭、厉兑、清开、丰隆、手三里交替应用。治疗 2 个月，患者头脑较前清楚，周身自感轻松许多，患侧肢体轻度好转，失语症状无明显改善，而后终止治疗。

【按】 患者反复性中风。由于梗死面积较大，恢复十分困难，尽管采用多穴治疗，但收效甚微。看来中风偏瘫康复，必须采取多渠道、全方位的治疗措施才能奏效。对难治性中风偏瘫患者应悦心养性，功能锻炼，科学饮食，坚持服药。这位患者服用瘫痪康复丹、脑晕灵后来院复查，语言、肢体均较前有所恢复。事实证明，最好的药是时间。

⑤赵某，66 岁，山西洪洞赵城人。于 2006 年因车祸头部受伤，昏迷 2 小时后清醒，而后渐渐出现神呆，目光呆滞，言语迟钝，昏痴，健忘，头晕目眩，呆坐不语。曾服用血府逐瘀汤、河

车大造丸，收效不显。取足部穴位：神明、醒脑、开窍、手动为第一组穴，针刺7天，后改为足部穴；颈伸、扇闪、清开、远行为第二组穴，又针刺10天；改为肝木、心火、肺金、脾土、涌泉，为第三组穴，再针刺10天。调理期间选加太白穴、太溪穴，治疗1个多月，同时配合服用脑晕灵和瘫痪康复丹治疗后，话语增多，愿意与家人沟通，眼睛有神，可看书报，头晕减轻。据家属讲，患者经过治疗好像变了个人似的。

【按】患者选用足部新穴，另加太溪、太白，经过1个多月的治疗，病情明显好转，其理论依据在于，上为天，下为地，大气作为信息的媒体感应工具，经络作为人体的网络系统，构建全身信息，能感应精、气、神，使其运达四肢百骸及五脏六腑，运行气血，周流不息，以维持人的生命活动。《类经·经络类》说："精藏于肾，肾通于脑，脑者阴也，髓者骨之充也，诸髓者皆属于脑，故精成而后脑髓生。"而肾的原穴太溪就在足部，流注肾中先天之气，以及足部流注着后天之气的太白，故为脑部及腑脏之病变取足部穴位治疗提供了充分的依据。

中医认为脑部受伤日久，肾气亏损，肾阴、肾阳损耗，肾主生髓，脑为髓海，髓海空虚不能充养元神之府，而后痴呆健忘丛生。又因脑气与脏腑之气不接，则会发生灵机记性的混乱，表现为痴呆。治法应以补肾填髓，活络开窍，新发现的足部穴位治痴呆，增加了治疗脑痴呆的新方法。

⑥曾某，女，62岁，于2007年2月8日初诊。患者清晨起床后，在卫生间突然跌倒在地，意识不清，急送医院。发现右侧肢体活动不灵，意识模糊不清，痛苦表情，呻吟不止，有时躁动不安，大声呼之有反应，重压眼眶内侧有抗拒性动作，眼睫毛轻

轻活动，双眼闭合，有眼皮收缩动作，瞳孔反射、角膜反射均存在，脉浮洪数实。某院见昏迷救治困难，急速转本院。CT诊断为脑梗死，根据脉证合参，证属浅昏迷，属可逆之证。急用足针，取失音、失语、解痉、吉通、神明、醒脑、开窍、清开、神目、立动穴位，连续针刺2天，患者神志清醒。

【按】 中医对昏迷的顺逆极为重视，凡暴病脉象浮、洪、数、实者为顺，久病脉象微、缓、软弱者为顺。新病而脉沉、微、细、弱为逆，而久病脉浮、洪、数、实者为逆。对顺脉急救十分有效，对逆者救治要十分慎重。这就是三指之下辨生死的关键，顺者治之有效，逆者治之无效。

足针疗法，对急症浅昏迷可起到立竿见影的效果，积累了宝贵的经验，值得推广。

⑦崔某，男，56岁，农民，于2005年10月21日初诊。患者半年前因受刺激，突然昏倒在地，神志不清，大小便失禁，急诊入院。经CT诊断为脑出血，经过多方治疗，虽有好转，但语言、肢体功能欠佳，转本院治疗，刻诊：患者神志清，面赤体胖，血压140/90mmHg，鼻唇沟变浅，左侧上、下肢不遂，肌力Ⅲ级，语謇，舌体偏左，舌红苔黄，脉弦有力，诊为脑卒中后遗症。证属肝阳上亢，脉络瘀阻，为纠正肩、肘、腕、髋、膝、踝的功能活动，采取平补平泻手法。以足厥阴肝经、足太阳膀胱经穴为主，隔日一次，10天为一疗程。选足部昆仑、申脉、金门、太冲、失音、失语、吉达、吉通、后溪、合谷、劳宫、涌泉。接受上述治疗3周后，口角㖞斜消失，语音好转，左上肢能做屈伸动作，手能举过头，左下肢能步行，但步态不稳。经3个疗程治疗后，生活自理，病告痊愈。

【按】足三阳从头走足，足三阴从足走腹，手三阳从手走头，手三阴从腹走手，形成“阴升阳降”的总规律，头足相应，经络相对，信息传导，周流不息，足部经络与全身经络相互联结，针刺足三阳、足三阴亦能通至手三阳、手三阴，故取足部的穴，可以治脑部的病。故《素问·阴阳应象大论》曰：“故善用针者，从阴引阳，从阳引阴，以左治右，以右治左，以笔者治彼，以表治里。”故可用足针疗法上病下治。该患者取厥阴肝经向上，取足外踝之太阳经留穴针之，合乎其理也，因而足针治之，效果颇佳。

⑧闫某，男，65岁。左侧偏瘫5年，复发3次，病情逐渐加重，在5个月前复发，CT诊断为多发性脑梗死。肘、手呈屈曲痉挛，再试掰之，力大且疼，拒摸，表情淡漠，血压160/90mmHg，伴有头痛、头晕，唇色紫，舌苔薄，有瘀斑，脉弦。

取穴，足部穴：颈伸、肩闪、清开、远行、趾点，手部穴：少冲、中冲、关冲，针后可立即伸直，拔针后仍回到原位，针5~7次一个疗程，反复针刺，针刺时，手自动伸展，举手时仍回到屈曲痉挛的姿势，治45天后手屈伸自如，并能参加轻体力劳动。

【按】偏瘫上肢屈曲，伸展困难是上肢性硬瘫，临床遇见甚多。治瘫不治硬，硬者难治，松弛性瘫好治。因难以治愈，患者多放弃治疗，医生束手无策，笔者研究足针时发现有些穴位可使偏瘫的上肢伸展，如果再加上养老穴则效果更佳，同时，患者必须暗示自己“我的病一定能治好”，坚持加强功能锻炼，可以恢复正常。

⑨刘某，女，63岁，脑出血后遗症。经过开颅引流术后，能下地活动，经过悦心养性，自我调理，坚持每日早晨锻炼行走10千米，生活能自理，其提胯、提腿、伸膝、髋关节僵直，腿外摆划圈至今异常。

取足针穴位：屈伸、坚石、厉兑、足窍阴，针时让患者抬腿，屈膝再伸直，让患者抬腿行走，可立竿见影地看到正常步伐，一个疗程6天，治疗3个疗程后得以恢复。

【按】划圈腿是中风偏瘫的难治之症，多因治疗不及时延误时机而造成终身残疾，不能自理。造成划圈腿的原因为，屈肌的力量过强，伸肌的力量过弱，需要克服强大的屈肌痉挛，促进伸肌群收缩，迅速建立控制脑神经的指挥系统，提高偏瘫的治疗效果。

⑩靳某，男，56岁，于2008年10月30日来诊。刻诊：意识障碍，言语不清，不识文字，不认识亲人，于某医院转本院求诊。

现症：神志尚清，反应迟钝，面色无华，精神倦怠，言语不清，书字不识，舌质暗，苔白腻，脉弦虚涩。头CT扫描拟诊为多发性脑软化，可见左颞顶软化灶，左顶部软化灶。中医辨证：气虚血瘀，痰蒙清窍。服脑晕灵每次5粒，每日3次；输复方麝香液及醒脑合剂。同时采取足针疗法，操作方法：患者平卧取穴：失语、失音、兴奋、扩络、神明、醒脑、开窍、太冲、行间，刺针较深，留针15min，患者神志有反应，角膜反应明显，嘴唇会动，有说话意识，但不能语。每天针一次，10天后另换组穴位：清开、颈伸、神目、心火、肺金、肺土、涌泉、失音、失语、行间、太冲，每天针一次，连续针刺15次，患者记忆力恢复，已能识人识字。继续取穴：行间、兴奋、神明、醒脑、开窍、心火、涌泉，又针刺 20 天，服用瘫痪康复丹，2 个月后复查，CT 扫描只见左顶部软化灶，局限性脑萎缩，能处理日常工作。

【按】足针疗法是笔者在继承传统中医针灸疗法的基础上，结合对经络的新认识和研究，经过对中风患者的治疗与实践而探索出的新穴位。与传统的针灸治疗脑病相比，足针以“天地感应，经络相对，相互沟通，相对平衡”为基本理论，具有宏观的调控作用。对脑部疾病反应敏捷，具有高效、快捷、安全等特点，因而对治疗脑软化病可以取得较好的效果。

微信扫码
•有声读物
•中医理论
•阅读笔记
•交流社群

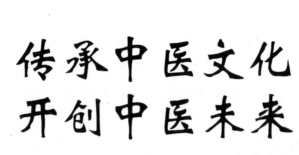

传承中医文化
开创中医未来

扫描本书二维码，获取以下正版专属资源

本书音频 ▶ 畅享听书乐趣，感悟中医之道

中医理论 ▶ 掌握理论知识，奠定坚实基础

走近名医 ▶ 学习名家医案，提升中医思维

方剂歌诀 ▶ 牢记常用歌诀，领悟方剂智慧

◇【读书记录册】◇ 记录学习心得与体会

◇【读者交流群】◇ 与书友探讨中医话题

◇【中医参考书】◇ 一步步精进中医技能

操作步骤指南 ▶

① 微信扫描右方二维码，选取所需资源。

② 如需重复使用，可再次扫码或将其添加到微信“收藏”。

扫码添加智能阅读向导

带你步入中医之门！